现代医院管理系列丛书

医院工作流程管理图集

主　编　杨　励

副主编　邓长辉　戴伟令　吴红玲

编　委　（以姓氏笔画为序）

邓　平	邓长辉	邓为之	毛可爱	毛艳梅
龙宇飞	石　哲	刘红烈	刘芳群	刘响光
孙　艳	许海清	肖万中	李　丹	李启平
李　晶	吴红玲	吴传芳	吴佩昭	张刚伟
张　坚	张　青	杨　励	杨建辉	陈湘香
金　昕	周建武	周慧梅	姚小红	赵　珊
侯树华	席明霞	席　莎	谈　慧	黄孟军
黄　晖	黄淑萍	曹理言	谢文忠	彭考成
鲁拥军	曾建国	谭　创	戴伟令	

科学技术文献出版社

SCIENTIFIC AND TECHNICAL DOCUMENTATION PRESS

·北京·

图书在版编目（CIP）数据

医院工作流程管理图集 /杨励主编. —北京：科学技术文献出版社，2018.7
（现代医院管理系列丛书）

ISBN 978-7-5023-9202-4

Ⅰ.①医… Ⅱ.①杨… Ⅲ.① 医院—管理—流程—图集 Ⅳ.
①R197.32-64

中国版本图书馆CIP数据核字（2014）第153152号

医院工作流程管理图集

策划编辑：杜新杰　　　责任编辑：张宪安　　　责任校对：许　艳　　　责任出版：张志平

出 版 者	科学技术文献出版社
地　　址	北京市复兴路15号（邮编）100038
编 务 部	（010）58882938，58882087（传真）
发 行 部	（010）58882868，58882870（传真）
邮 购 部	（010）58882873
网　　址	www.stdp.com.cn
发 行 者	科学技术文献出版社发行 全国各地新华书店经销
印 刷 者	长沙鸿发印务实业有限公司
版　　印	2018年7月第1版　2019年10月第2次印刷
开　　本	710×1000　1/16
字　　数	278千
印　　张	21.75
书　　号	ISBN 978-7-5023-9202-4
定　　价	68.00元

前　言

医疗技术、优质服务、科学管理是医院改革创新，成功发展的三个要素，其中最核心的是全心全意为病人提供优质满意的服务。作为发展中的长沙市中心医院一直坚持打好服务牌，在服务上谋赶超、谋突破。为了更好地服务病人、满意病人，我院主动适应医改，积极探索提高医疗技术、提高服务质量、提高医院管理水平的新型医院管理模式，努力打造全新服务体系，拓展医院服务范围，不断提升医院服务能力，推动医院科学快速发展。

优质服务必须用优质医疗技术来诠释，没有优质的医疗技术服务病人、满意病人、感动病人，只是一句空话。我院努力构筑医疗技术发展高地，注意整合医院内部资源，加快学科建设。我们将医疗服务的各项工作予以总结、提炼、完善，以流程图的形式，编制医院工作流程管理图集。医院各部门的工作流程都必须围绕服务病人这个中心不断加以完善，尤其在一些细节的安排上力求以人为本，把流程管理作为医院管理的重要手段，使医院各项工作制度化、规范化、标准化、程序化有条不紊地运行。与此同时，各个科室和部门，也制定了自己的工作流程管理手册，如《护理风险防范应急预案与处理流程》、《急诊科工作流程管理手册》、《康复医学工作管理手册》等。通过理顺优化科室医疗工作流程，明确流程责任人，将工作任务结构化，诊疗技术规范化，考核评价标准化，使科室工作有效安全运行。运用信息系统，实现信息的集成与共享，从而提升了医院工作效率和整体管理水平。

为患者提供及时、便捷、有效、安全的医疗服务是医疗质量管理的核心。无论是一个医院还是一个科室，要实现上述质量目标，首先医务人员就必须遵循科学、合理、顺畅的路径及规范的操作流程，才能保证及时、安全。只有按标准规范操作，克服随意性，才能确保医疗正确、有效。省卫计委（原湖南省卫生厅）对我院进行了三级综合医院评审，各项工作得到了评审专家和省卫生厅的好评，通过了我院评审成为长沙市属首家三级甲等综合医院。

由此可见，医院实行流程管理是医院提升医疗和管理品质，实现资源成本最小化，培育和不断提升医院核心竞争力，改善时效，提高效益的有力方法和途径。

流程管理作为现代医院管理的重要手段，在规范诊疗行为，确保医疗正确、有效，提高医疗质量，保证医疗安全，提升社会效益和患者满意度等方面正在发挥越来越大的作用。我相信流程管理将会得到更多医院管理者的重视，在更多医院得到成功应用。

湖南省长沙市中心医院院长

目 录

第一篇 医疗业务工作流程管理图

目录

第二篇 行政工作管理流程图

第三篇 后勤服务工作管理流程图

第二十章 财务工作管理流程图

第一篇
医疗业务工作流程管理图

第一章 医疗质量、安全工作管理流程图

一、医疗质量管理流程图

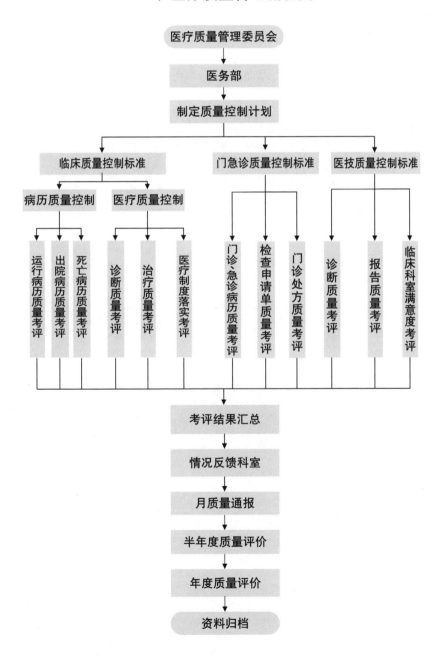

二、医师执业注册工作流程图

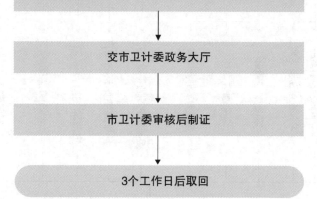

申请人（医师本人）或医院统一办理

提交材料：
1.《医师执业、变更执业、多机构备案申请审核表》（贴免冠照片）
2.近6个月白底2寸照片2张
3.《医师资格证书》原件及复印件
4.申请人身份证原件及复印件（正反面印在一页上）
5.医疗机构拟聘用证明或劳动合同附本
6.《医疗机构许可证》副本复印件

交市卫计委政务大厅

市卫计委审核后制证

3个工作日后取回

三、医师变更执业注册工作流程图

申请人（医师本人）或医院统一办理

提交以下材料：
1.《医师执业、变更执业、多机构备案申请审核表》（贴免冠照片）
2.《医师资格证书》原件及复印件
3.申请人身份证原件及复印件（正反面印在一页上）
4.医疗机构拟聘用证明或劳动合同附本
5.申请人的《医师执业证书》原件

交市卫计委政务大厅

市卫计委审核后制证

3个工作日后取回

四、医院新技术项目准入工作流程图

相关科室填写《医院医疗新技术项目
开展申请书》，表格由医务部统一发放

↓

相关科室将新技术项目开展申请书提交医
务部登记备案

↓

医务部组织召开医疗技术准入管理委员会
会议对申报的新技术项目进行审核通过

↓

通过评审后相关科室可开展新技术项目，同时注
意资料的收集，经验总结及医疗安全。未通过评
审相关科室不得开展新技术项目

↓

相关科室每半年对当年审核开展的所有项目进行
总结评价，包括：开展例数、疗效、科室效益等
年底进行汇总及必要的奖励，并将年度新技术开
展总结交医务部备案存档

↓

如属省级或市级新开展的新技术，
还应当向省或市卫计委登记备案

五、邀请院外专家会诊工作流程图

科室医师填写院外会诊申请单

↓

科室主任审核签字后，交医务部审核签字并盖章

↓

医务部
电话约请相关医院，并送原件或传真会诊单到相关医院

↓

相关医院回电话告知会诊医师姓名、职称、联系电话，医务部接到电话后记录相关信息

↓

告知科室主任会诊医师信息，要求科室与会诊医师联系约定会诊时间、费用等事项，并按约定时间由科室主任、总住院、管床医生接待会诊医师

六、医疗质量检查工作流程图

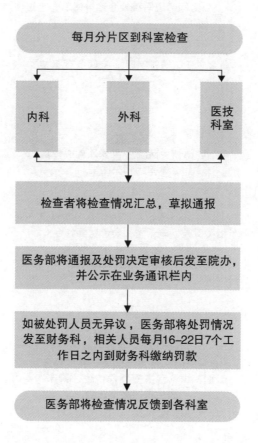

七、病历质量考核工作流程图

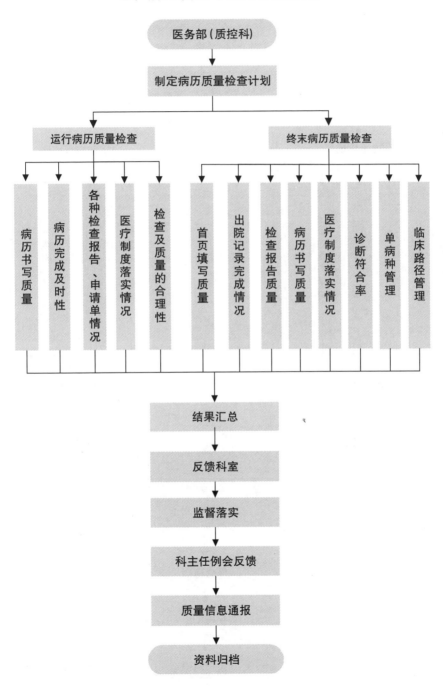

八、医务人员培训工作流程图

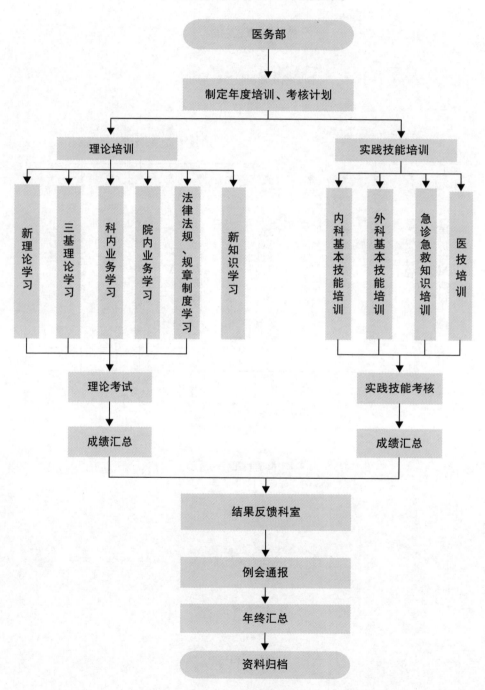

九、急诊工作流程图

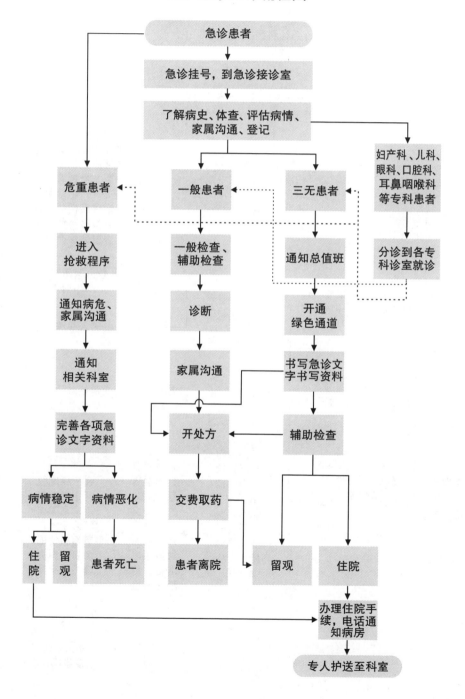

十、急诊绿色通道流程图

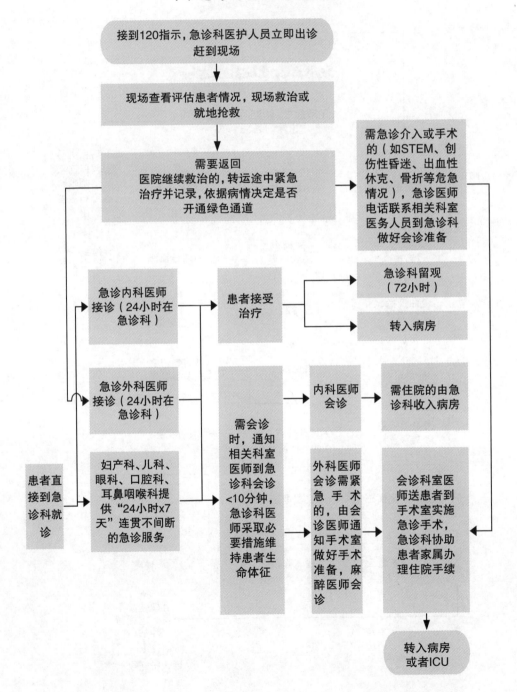

十一、大规模抢救流程图

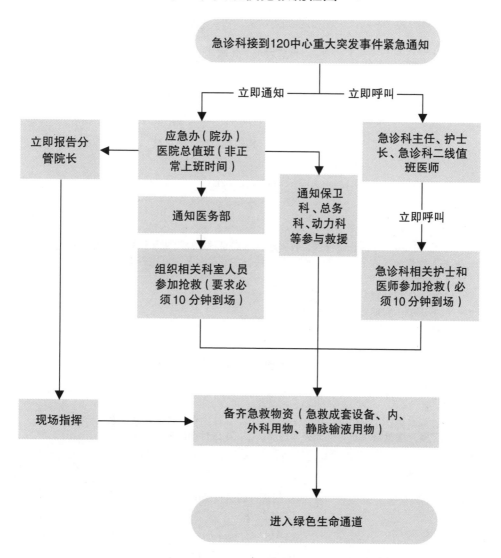

十二、患者住院流程图

医生开电子住院证

患者持相关证件，按规定办理入院手续

主管医生接待

1. 热情接待，核对住院信息，告知医保相关事项，填写腕带信息并正确佩戴；
2. 入院告知并签名，向患者作自我介绍、主管医生及病区主任医师介绍；
3. 询问病史；
4. 全身体格检查及专科检查；
5. 开医嘱，完成治疗，通知上级医生

二级医师 查房

1. 询问病史，了解患者主要病情；　　2. 详细全身体格检查及专科检查；
3. 了解患者处理情况，补充完善医嘱；　　4. 进行相应的检查及治疗

科主任或一级医师查房

1. 进一步询问病史，了解患者病情；　　2. 详细的专科检查；
3. 了解患者处理情况，补充完善医嘱；　　4. 进行相应的检查及治疗。

十三、急/危重患者住院流程图

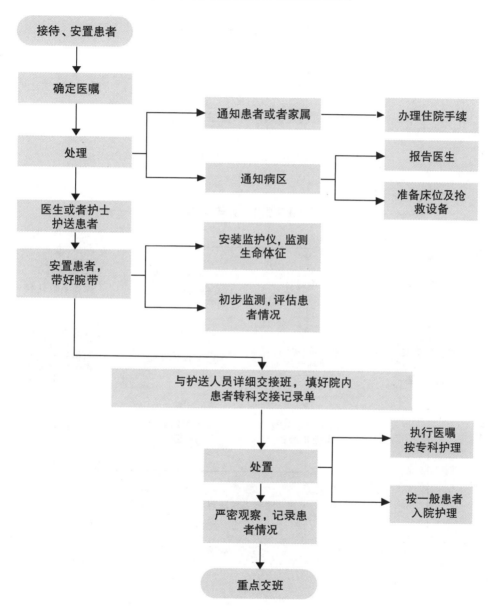

十四、转科患者服务流程图

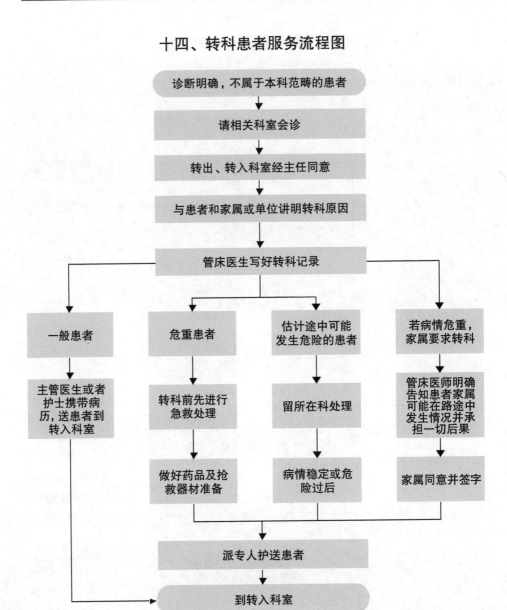

十五、患者出院流程图

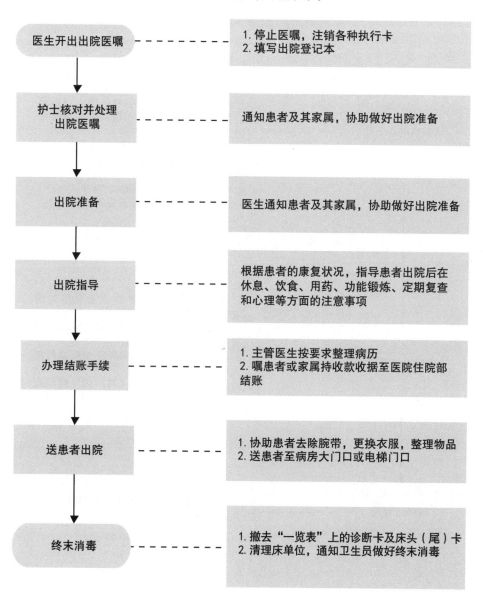

医生开出出院医嘱
1. 停止医嘱，注销各种执行卡
2. 填写出院登记本

护士核对并处理出院医嘱
通知患者及其家属，协助做好出院准备

出院准备
医生通知患者及其家属，协助做好出院准备

出院指导
根据患者的康复状况，指导患者出院后在休息、饮食、用药、功能锻炼、定期复查和心理等方面的注意事项

办理结账手续
1. 主管医生按要求整理病历
2. 嘱患者或家属持收款收据至医院住院部结账

送患者出院
1. 协助患者去除腕带，更换衣服，整理物品
2. 送患者至病房大门口或电梯门口

终末消毒
1. 撤去"一览表"上的诊断卡及床头（尾）卡
2. 清理床单位，通知卫生员做好终末消毒

十六、患者转院流程图

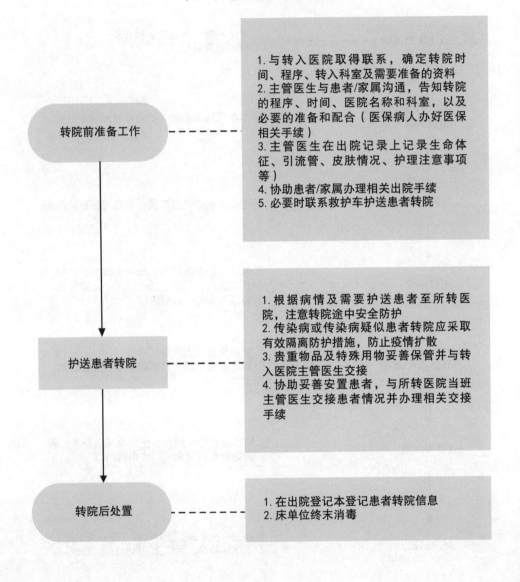

转院前准备工作

1. 与转入医院取得联系，确定转院时间、程序、转入科室及需要准备的资料
2. 主管医生与患者/家属沟通，告知转院的程序、时间、医院名称和科室，以及必要的准备和配合（医保病人办好医保相关手续）
3. 主管医生在出院记录上记录生命体征、引流管、皮肤情况、护理注意事项等）
4. 协助患者/家属办理相关出院手续
5. 必要时联系救护车护送患者转院

护送患者转院

1. 根据病情及需要护送患者至所转医院，注意转院途中安全防护
2. 传染病或传染病疑似患者转院应采取有效隔离防护措施，防止疫情扩散
3. 贵重物品及特殊用物妥善保管并与转入医院主管医生交接
4. 协助妥善安置患者，与所转医院当班主管医生交接患者情况并办理相关交接手续

转院后处置

1. 在出院登记本登记患者转院信息
2. 床单位终末消毒

十七、危急值报告流程图

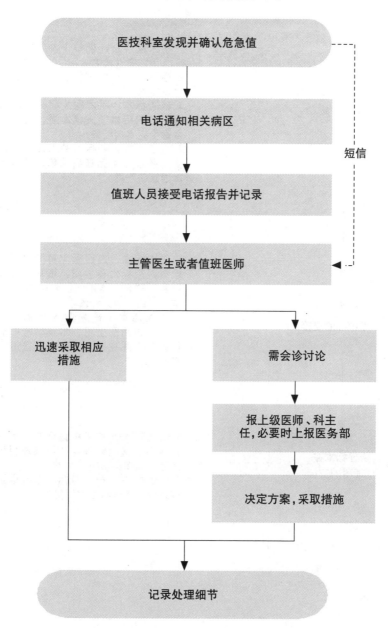

十八、病理标本运输交接流程图

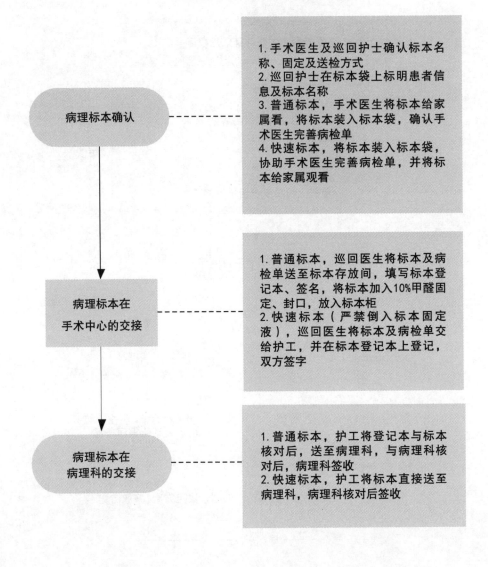

病理标本确认

1. 手术医生及巡回护士确认标本名称、固定及送检方式
2. 巡回护士在标本袋上标明患者信息及标本名称
3. 普通标本，手术医生将将标本给家属看，将标本装入标本袋，确认手术医生完善病检单
4. 快速标本，将标本装入标本袋，协助手术医生完善病检单，并将标本给家属观看

病理标本在手术中心的交接

1. 普通标本，巡回医生将标本及病检单送至标本存放间，填写标本登记本、签名，将标本加入10%甲醛固定、封口，放入标本柜
2. 快速标本（严禁倒入标本固定液），巡回医生将标本及病检单交给护工，并在标本登记本上登记，双方签字

病理标本在病理科的交接

1. 普通标本，护工将登记本与标本核对后，送至病理科，与病理科核对后，病理科签收
2. 快速标本，护工将标本直接送至病理科，病理科核对后签收

十九、手术工作流程图

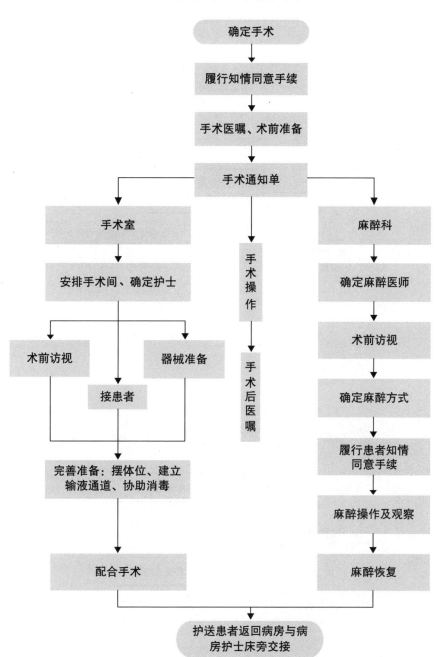

二十、手术部位识别标示流程图

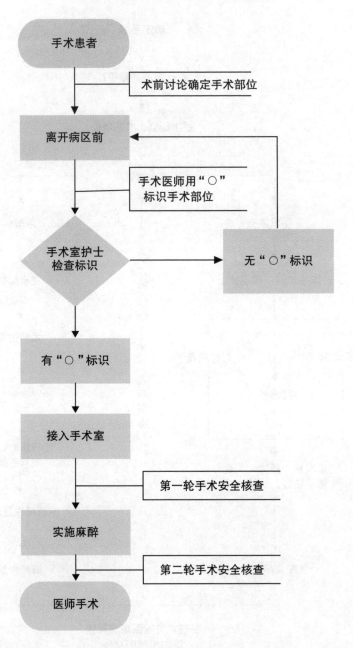

二十一、手术风险评估流程图

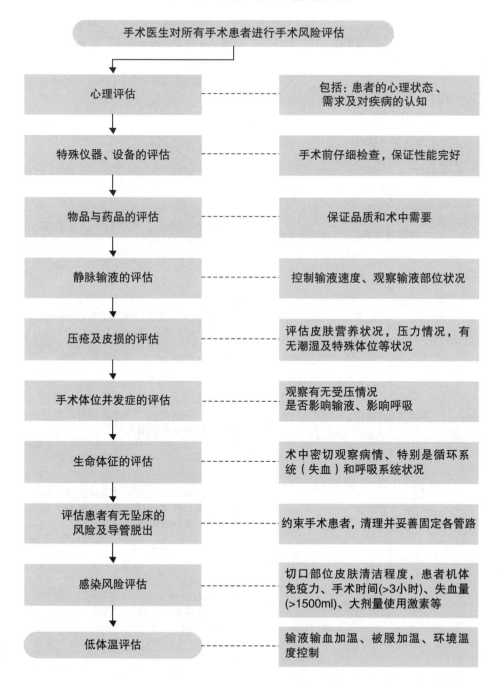

二十二、手术安全核查流程图

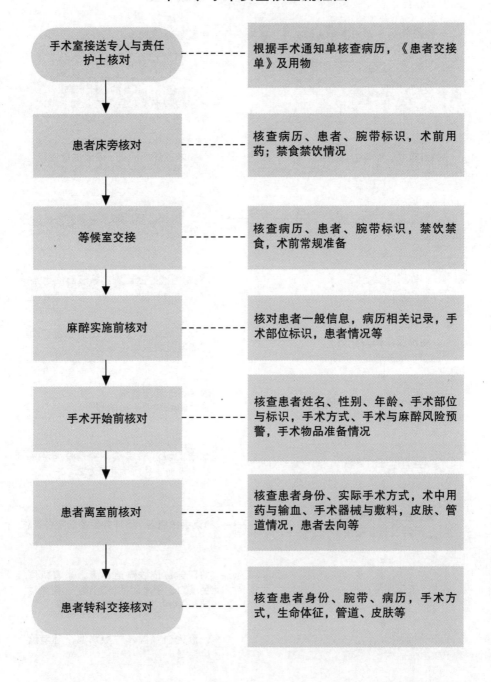

手术室接送专人与责任护士核对	根据手术通知单核查病历，《患者交接单》及用物
患者床旁核对	核查病历、患者、腕带标识，术前用药；禁食禁饮情况
等候室交接	核查病历、患者、腕带标识，禁饮禁食，术前常规准备
麻醉实施前核对	核对患者一般信息，病历相关记录，手术部位标识，患者情况等
手术开始前核对	核查患者姓名、性别、年龄、手术部位与标识，手术方式、手术与麻醉风险预警，手术物品准备情况
患者离室前核对	核查患者身份、实际手术方式，术中用药与输血、手术器械与敷料，皮肤、管道情况，患者去向等
患者转科交接核对	核查患者身份、腕带、病历，手术方式，生命体征，管道、皮肤等

二十三、非计划再次手术流程图

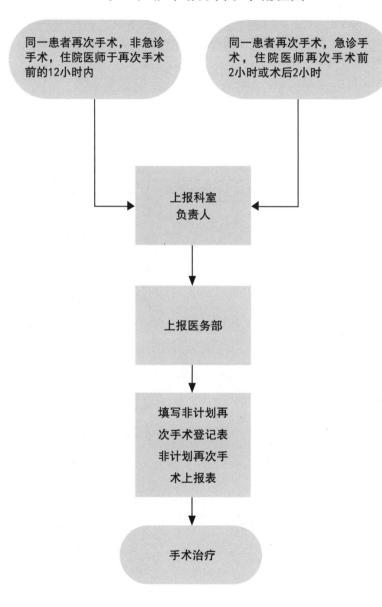

二十四、患者身份识别流程图

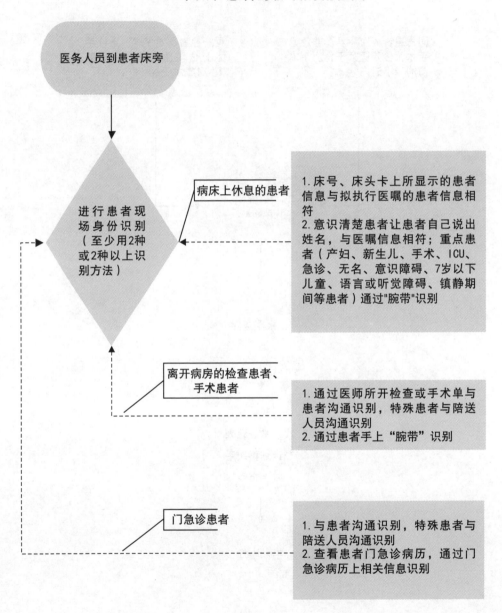

医务人员到患者床旁

进行患者现场身份识别（至少用2种或2种以上识别方法）

病床上休息的患者

1. 床号、床头卡上所显示的患者信息与拟执行医嘱的患者信息相符
2. 意识清楚患者让患者自己说出姓名，与医嘱信息相符；重点患者（产妇、新生儿、手术、ICU、急诊、无名、意识障碍、7岁以下儿童、语言或听觉障碍、镇静期间等患者）通过"腕带"识别

离开病房的检查患者、手术患者

1. 通过医师所开检查或手术单与患者沟通识别，特殊患者与陪送人员沟通识别
2. 通过患者手上"腕带"识别

门急诊患者

1. 与患者沟通识别，特殊患者与陪送人员沟通识别
2. 查看患者门急诊病历，通过门急诊病历上相关信息识别

二十五、患者主动参与医疗安全活动流程图

邀请患者参与安全活动

↓

患者或者家属参加座谈会，掌握相关知识

↓

患者对病情、诊断、检查、治疗、预后等充分知情，并参与相关安全活动及沟通签名

↓

参与并理解出院病情恶化，并发症的资料

↓

出院后接受回访，促进医疗质量的持续改进

二十六、病例讨论、查房流程图

查房前的准备

1. 明确病例讨论、查房目的，确定查房的内容，做好查房前的准备工作
2. 查房前，负责医生要与患者及家属沟通，取得理解与配合
3. 医务部组织的查房则由教授或主任将查房病例报告到医务部，医务部通知相关人员参加，提前准备，查阅文献资料
4. 如主任组织查房，查房科室全体医师（包括实习医生、进修医生）均要求参加；各级护理人员做好查房准备
5. 物品准备：查房车放有查房检查需用物品，置于床尾或其他适当位置
6. 查房人员由医务部主任或科主任、相关科室主任、本科室主任、教授、负责医生及相关医生、进修医生、实习医生等人员组成
7. 参加查房的人员必须按时到位

实施查房

1. 查房人员站位：以患者卧位分，右侧：主任、高级职称医生；左侧：主管医生、主治医生；床尾：进修医生、实习医生，或医务部、科教科人员
2. 先在医生办公室，由主持人报告查房的目的。座位安排：主查人位于长方形会议桌一端的正中，高年资医生就坐于前排
3. 医生报告病例，重点说明患者现存的诊治问题、治疗计划、采取的措施、达到的治疗效果及尚需要解决的医疗问题，不完善的部分由上级医生或主任进行补充
4. 到病人床旁查看患者。评估患者，根据主管医师的报告和病历记录情况询问患者重要病史并进行护理体检
5. 在查房过程中遵守保护性医疗制度，尊重患者隐私权及知情同意权

评价与指导

1. 评价与指导：评价主管医生的工作情况及患者的护理效果，对需解决的问题提出改进措施，体现医疗新进展
2. 查房总结：主持人简要评价此次查房效果，并予以临床指导

二十七、医院会诊流程图（院内、院外）

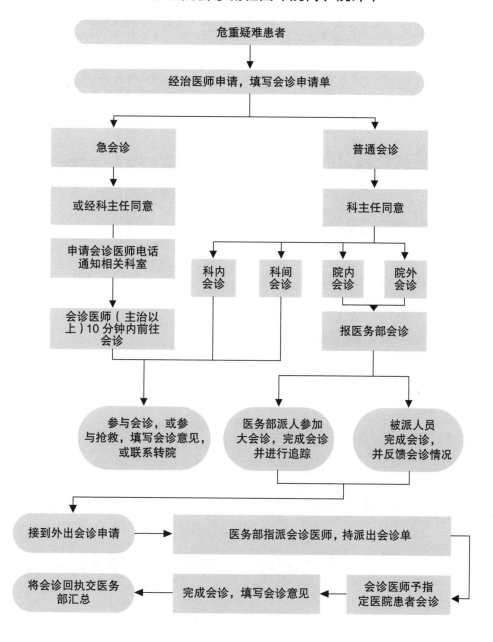

二十八、随访制度及流程图

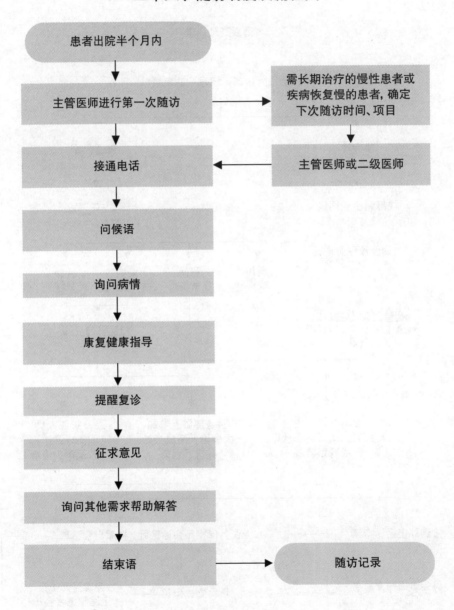

患者出院半个月内

↓

主管医师进行第一次随访 → 需长期治疗的慢性患者或疾病恢复慢的患者,确定下次随访时间、项目

↓

接通电话 ← 主管医师或二级医师

↓

问候语

↓

询问病情

↓

康复健康指导

↓

提醒复诊

↓

征求意见

↓

询问其他需求帮助解答

↓

结束语 → 随访记录

二十九、高风险诊疗措施特约谈话告知流程图

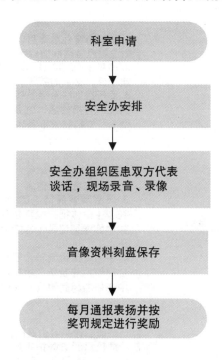

三十、急诊科与病房/ICU交接流程图

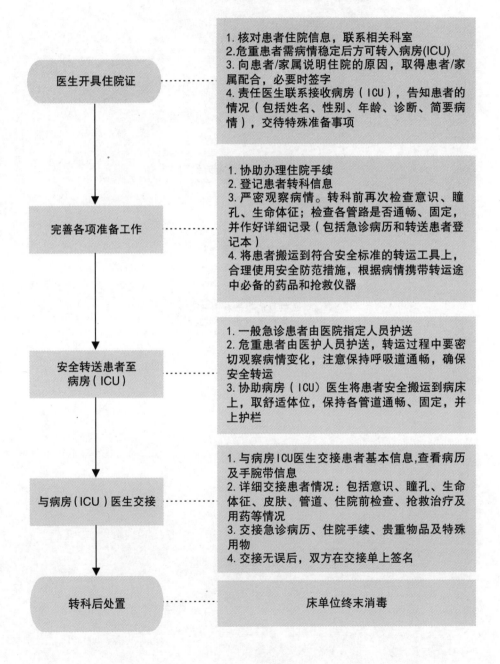

医生开具住院证

1. 核对患者住院信息，联系相关科室
2. 危重患者需病情稳定后方可转入病房(ICU)
3. 向患者/家属说明住院的原因，取得患者/家属配合，必要时签字
4. 责任医生联系接收病房（ICU），告知患者的情况（包括姓名、性别、年龄、诊断、简要病情），交待特殊准备事项

完善各项准备工作

1. 协助办理住院手续
2. 登记患者转科信息
3. 严密观察病情。转科前再次检查意识、瞳孔、生命体征；检查各管路是否通畅、固定，并作好详细记录（包括急诊病历和转送患者登记本）
4. 将患者搬运到符合安全标准的转运工具上，合理使用安全防范措施，根据病情携带转运途中必备的药品和抢救仪器

安全转送患者至病房（ICU）

1. 一般急诊患者由医院指定人员护送
2. 危重患者由医护人员护送，转运过程中要密切观察病情变化，注意保持呼吸道通畅，确保安全转运
3. 协助病房（ICU）医生将患者安全搬运到病床上，取舒适体位，保持各管道通畅、固定，并上护栏

与病房（ICU）医生交接

1. 与病房ICU医生交接患者基本信息,查看病历及手腕带信息
2. 详细交接患者情况：包括意识、瞳孔、生命体征、皮肤、管道、住院前检查、抢救治疗及用药等情况
3. 交接急诊病历、住院手续、贵重物品及特殊用物
4. 交接无误后，双方在交接单上签名

转科后处置

床单位终末消毒

三十一、急诊科与手术部（室）交接流程图

完善各项术前准备 ········

1. 手术医师核对、处理患者急诊手术医嘱
2. 急诊科医师或护士协助联系手术室并告知患者的基本信息，做好相应的术前准备。正确佩戴腕带，备好转运工具
3. 作好患者及家属的解释工作，协助办理住院手续
4. 协助患者做好术前各项检查并收集结果，遵医嘱完成各项术前准备
5. 严密观察病情变化，落实术前准备，并作好详细记录

护送患者至手术室 ········

1. 急诊科护士协助手术医师安全转运患者，必要时携带药品、氧气袋、呼吸囊等抢救用物
2. 转运途中密切观察患者生命体征，必要时采取急救措施

与手术室医生交接 ········

1. 与手术部（室）医生交接患者基本信息，查看病历及手腕带信息
2. 详细交接患者情况：急诊病历及相关资料、简要病情，包括生命体征、意识、瞳孔、抢救经过、检查结果、用药情况、术前准备
3. 交接无误双方在交接单上签名并注明时间

三十二、病房与手术室交接流程图

核对手术医嘱，落实术前准备

1. 主管医生核对手术医嘱，打印医嘱单后放入病历
2. 主管医生协助患者完成术前检查；交待患者术前自身准备，包括禁食禁饮、着病服，义齿、金属、贵重物品等不带入手术室等
3. 遵医嘱完善各项术前准备：药物过敏试验、肠道准备、皮肤准备、术前用药等
4. 完善患者手术前护理记录

手术日病房医护与手术室人员交接

1. 共同核对患者基本信息（病室、床号、姓名、性别、年龄、诊断等）及腕带标识
2. 核对患者手术名称、手术部位（标识）及手术时间
3. 交接术前准备情况：合血单、药物过敏试验结果、术前用药、留置管道、皮肤完整性等
4. 交接需带往手术部（室）物品（病历、X线片、胸腹带、术中用药等）
5. 根据患者情况选择适合的转运工具，注意保暖及安全防护
6. 一般手术患者由指定人员护送至手术室，患者在手术部（室）门口患者入口处戴隔离帽进入手术间
7. 危急重症、特殊治疗患者由主管医生护送至手术部（室），做好途中观察与应急处理，送至手术部（室）与巡回护士交接
8. 填写交接单，双方签名

三十三、ICU与病房患者交接流程图

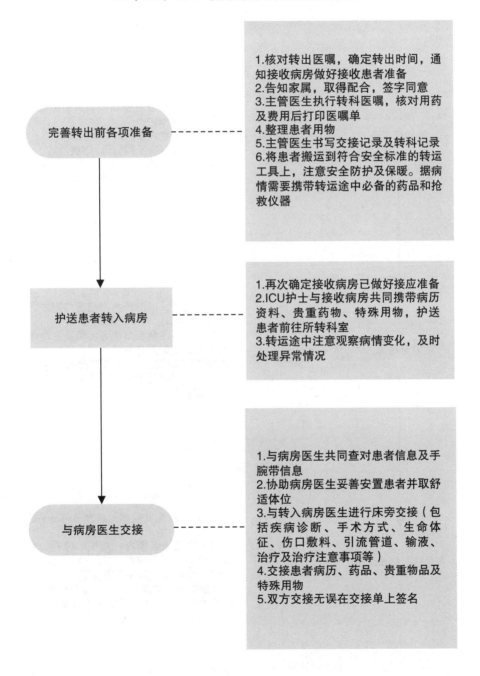

完善转出前各项准备

1.核对转出医嘱，确定转出时间，通知接收病房做好接收患者准备
2.告知家属，取得配合，签字同意
3.主管医生执行转科医嘱，核对用药及费用后打印医嘱单
4.整理患者用物
5.主管医生书写交接记录及转科记录
6.将患者搬运到符合安全标准的转运工具上，注意安全防护及保暖。据病情需要携带转运途中必备的药品和抢救仪器

护送患者转入病房

1.再次确定接收病房已做好接应准备
2.ICU护士与接收病房共同携带病历资料、贵重药物、特殊用物，护送患者前往所转科室
3.转运途中注意观察病情变化，及时处理异常情况

与病房医生交接

1.与病房医生共同查对患者信息及手腕带信息
2.协助病房医生妥善安置患者并取舒适体位
3.与转入病房医生进行床旁交接（包括疾病诊断、手术方式、生命体征、伤口敷料、引流管道、输液、治疗及治疗注意事项等）
4.交接患者病历、药品、贵重物品及特殊用物
5.双方交接无误在交接单上签名

三十四、手术室与麻醉后复苏室患者交接流程图

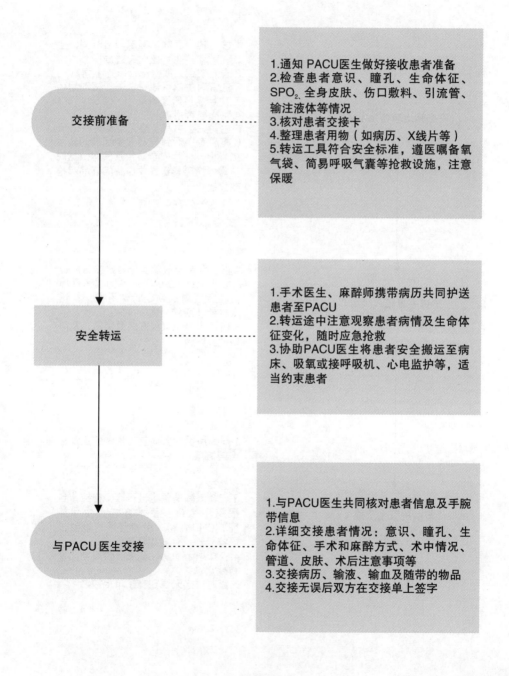

三十五、手术室及麻醉后复苏室与病房/ICU患者交接流程图

交接前准备 ·········

1.检查液体输注：输液部位有无肿胀,输液是否通畅，特殊药物的输注有无醒目标识
2.检查患者全身皮肤：有无压疮及电刀烫伤，有无肢体活动功能障碍，有无动脉采血后的止血压迫点出血
3.检查术后引流管：引流管标识、固定是否牢靠，引流是否通畅，仔细观察引流液的性质及量
4.检查伤口敷料是否干燥、固定
5.特殊患者提前通知病房（ICU）做好相关准备
6. 核对交接卡项目及所携带的特殊物品、药品等
7. 转运工具符合安全标准

安全转运 ·········

1.遵医嘱携带氧气、心电监护、简易呼吸气囊等抢救设施，并注意保暖
2.手术室护士与麻醉医师、手术医生共同护送患者，随时观察患者呼吸、面色、有无紫绀等情况，将患者头偏向一侧，防止呕吐误吸
3.护送患者时注意安全防护
4.协助病房（ICU）医生将患者安全搬运至病床等

与病房(ICU)医生交接 ·········

1.与病房（ICU）医生共同查对患者信息及手腕带信息
2.交接患者：术式、引流管、伤口敷料、输液、皮肤情况以及所携带的特殊物品和药品
3.交接双方在交接单上签名

三十六、产房与母婴同室区患者交接流程图

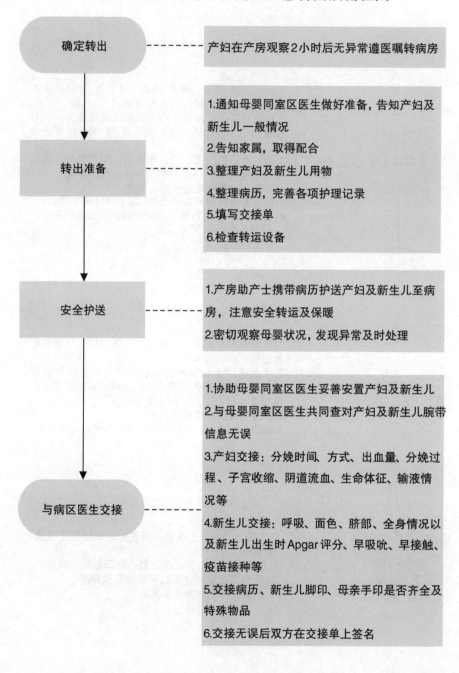

| 确定转出 | ----------- | 产妇在产房观察2小时后无异常遵医嘱转病房 |

转出准备
1.通知母婴同室区医生做好准备，告知产妇及新生儿一般情况
2.告知家属，取得配合
3.整理产妇及新生儿用物
4.整理病历，完善各项护理记录
5.填写交接单
6.检查转运设备

安全护送
1.产房助产士携带病历护送产妇及新生儿至病房，注意安全转运及保暖
2.密切观察母婴状况，发现异常及时处理

与病区医生交接
1.协助母婴同室区医生妥善安置产妇及新生儿
2.与母婴同室区医生共同查对产妇及新生儿腕带信息无误
3.产妇交接：分娩时间、方式、出血量、分娩过程、子宫收缩、阴道流血、生命体征、输液情况等
4.新生儿交接：呼吸、面色、脐部、全身情况以及新生儿出生时Apgar评分、早吸吮、早接触、疫苗接种等
5.交接病历、新生儿脚印、母亲手印是否齐全及特殊物品
6.交接无误后双方在交接单上签名

三十七、产房与NICU患者交接流程图

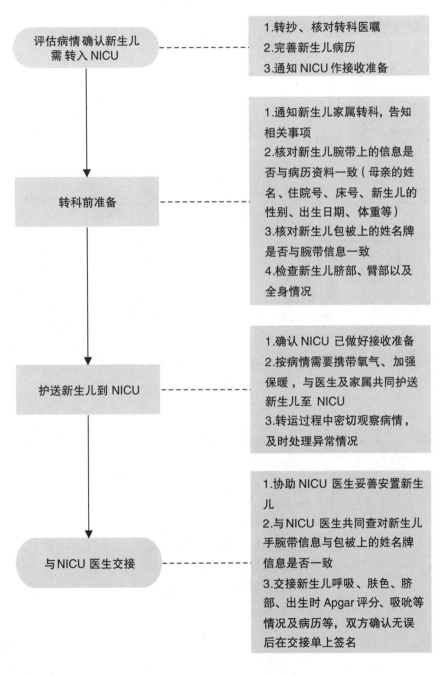

评估病情确认新生儿需转入NICU
1. 转抄、核对转科医嘱
2. 完善新生儿病历
3. 通知NICU作接收准备

转科前准备
1. 通知新生儿家属转科，告知相关事项
2. 核对新生儿腕带上的信息是否与病历资料一致（母亲的姓名、住院号、床号、新生儿的性别、出生日期、体重等）
3. 核对新生儿包被上的姓名牌是否与腕带信息一致
4. 检查新生儿脐部、臀部以及全身情况

护送新生儿到NICU
1. 确认NICU已做好接收准备
2. 按病情需要携带氧气、加强保暖，与医生及家属共同护送新生儿至NICU
3. 转运过程中密切观察病情，及时处理异常情况

与NICU医生交接
1. 协助NICU医生妥善安置新生儿
2. 与NICU医生共同查对新生儿手腕带信息与包被上的姓名牌信息是否一致
3. 交接新生儿呼吸、肤色、脐部、出生时Apgar评分、吸吮等情况及病历等，双方确认无误后在交接单上签名

三十八、发生严重输血不良反应处理、报告流程图

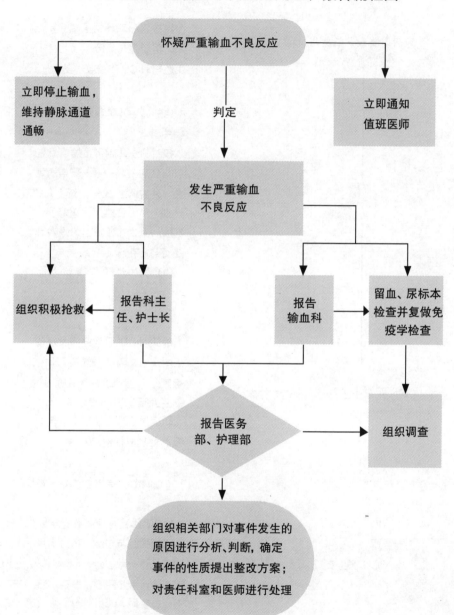

三十九、临床安全用血流程图

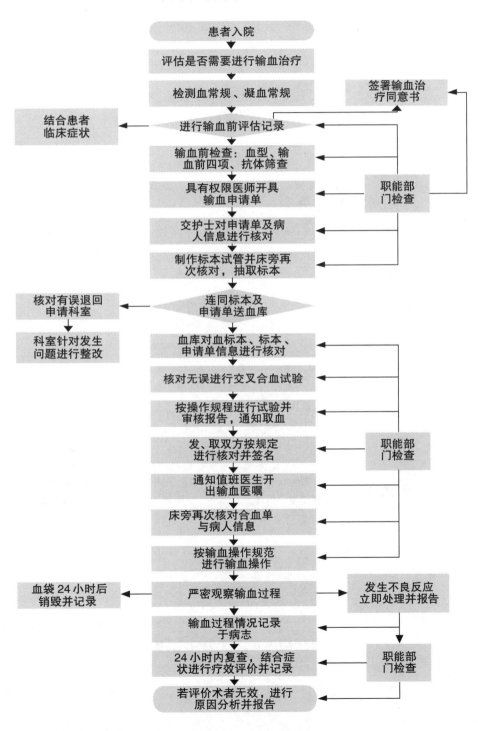

四十、紧急大量输血应急流程图

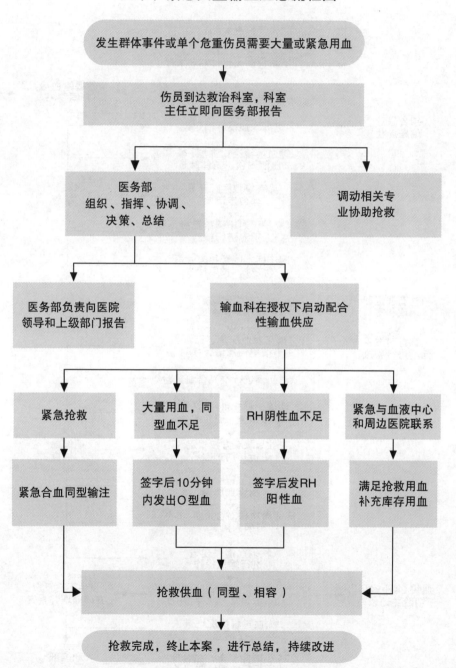

四十一、心肺脑复苏抢救流程图

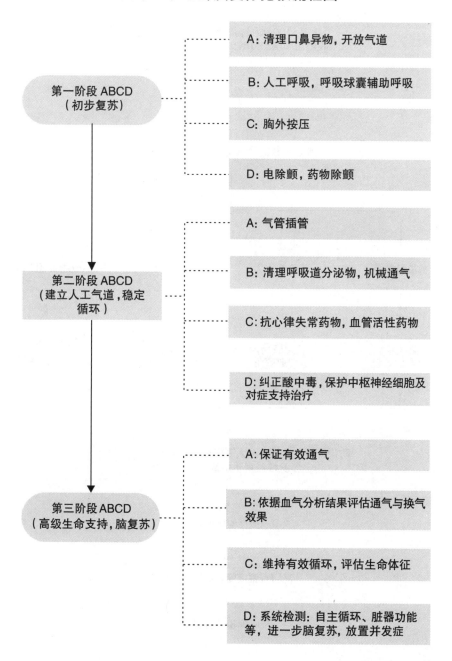

第一阶段 ABCD（初步复苏）
- A：清理口鼻异物，开放气道
- B：人工呼吸，呼吸球囊辅助呼吸
- C：胸外按压
- D：电除颤，药物除颤

第二阶段 ABCD（建立人工气道，稳定循环）
- A：气管插管
- B：清理呼吸道分泌物，机械通气
- C：抗心律失常药物，血管活性药物
- D：纠正酸中毒，保护中枢神经细胞及对症支持治疗

第三阶段 ABCD（高级生命支持，脑复苏）
- A：保证有效通气
- B：依据血气分析结果评估通气与换气效果
- C：维持有效循环，评估生命体征
- D：系统检测：自主循环、脏器功能等，进一步脑复苏，放置并发症

四十二、休克抢救流程图

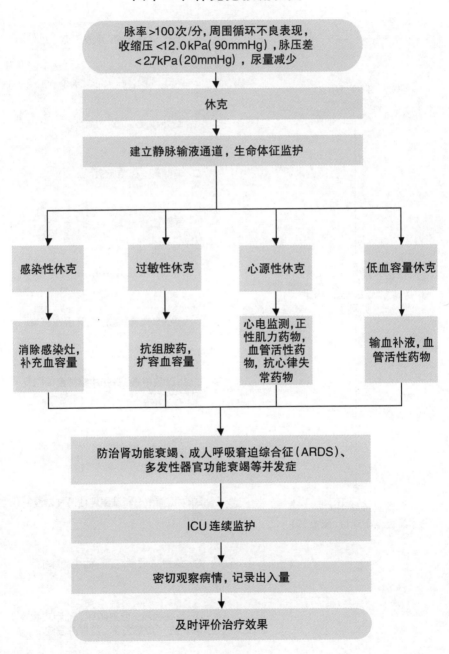

脉率>100次/分,周围循环不良表现,
收缩压<12.0kPa(90mmHg),脉压差
<2.7kPa(20mmHg),尿量减少

↓

休克

↓

建立静脉输液通道,生命体征监护

感染性休克	过敏性休克	心源性休克	低血容量休克
消除感染灶,补充血容量	抗组胺药,扩容血容量	心电监测,正性肌力药物,血管活性药物,抗心律失常药物	输血补液,血管活性药物

↓

防治肾功能衰竭、成人呼吸窘迫综合征(ARDS)、
多发性器官功能衰竭等并发症

↓

ICU连续监护

↓

密切观察病情,记录出入量

↓

及时评价治疗效果

四十三、临床科室主任医疗行政工作流程图

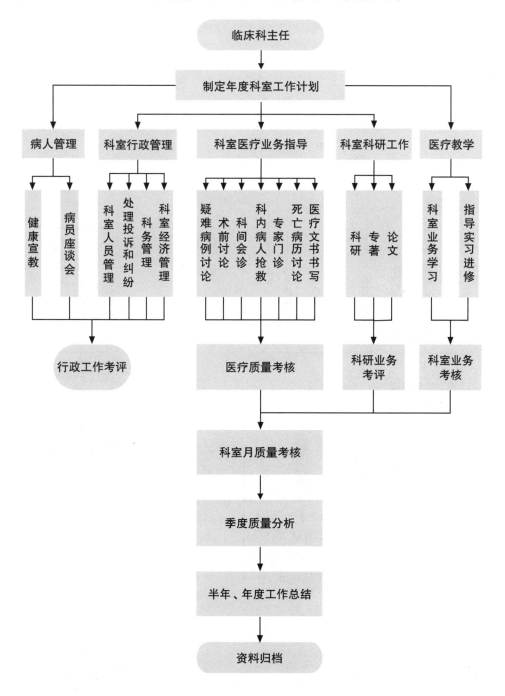

四十四、临床科室接诊患者工作流程图

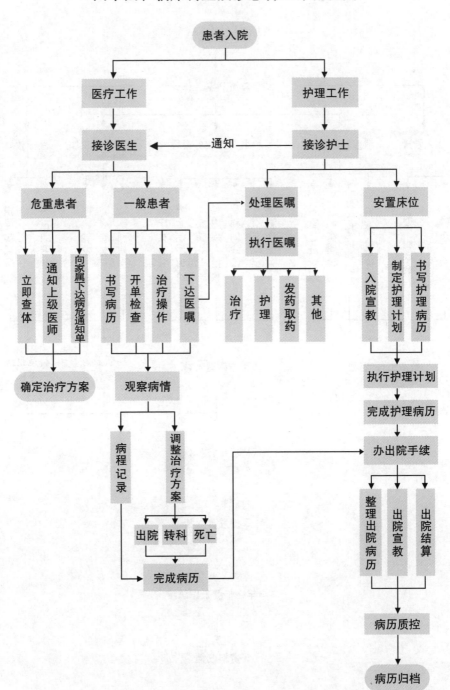

四十五、临床医师日常医疗工作流程图

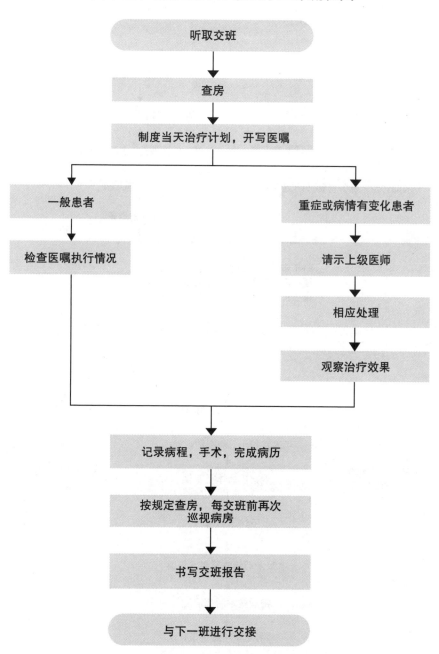

四十六、住院手术患者工作流程图

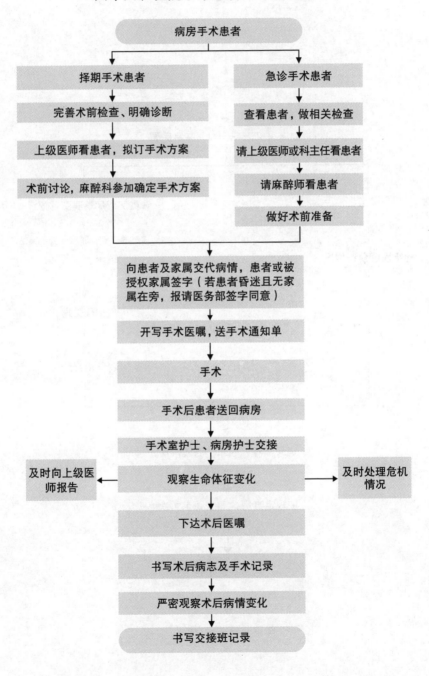

病房手术患者

择期手术患者 　　　急诊手术患者

完善术前检查、明确诊断 　　　查看患者，做相关检查

上级医师看患者，拟订手术方案 　　　请上级医师或科主任看患者

术前讨论，麻醉科参加确定手术方案 　　　请麻醉师看患者

做好术前准备

向患者及家属交代病情，患者或被授权家属签字（若患者昏迷且无家属在旁，报请医务部签字同意）

开写手术医嘱，送手术通知单

手术

手术后患者送回病房

手术室护士、病房护士交接

及时向上级医师报告　←　观察生命体征变化　→　及时处理危机情况

下达术后医嘱

书写术后病志及手术记录

严密观察术后病情变化

书写交接班记录

四十七、医疗纠纷处理流程图

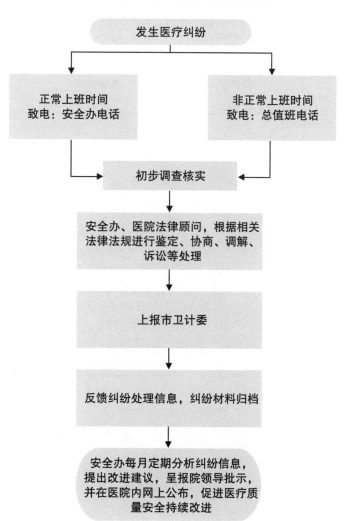

四十八、投诉处理流程图

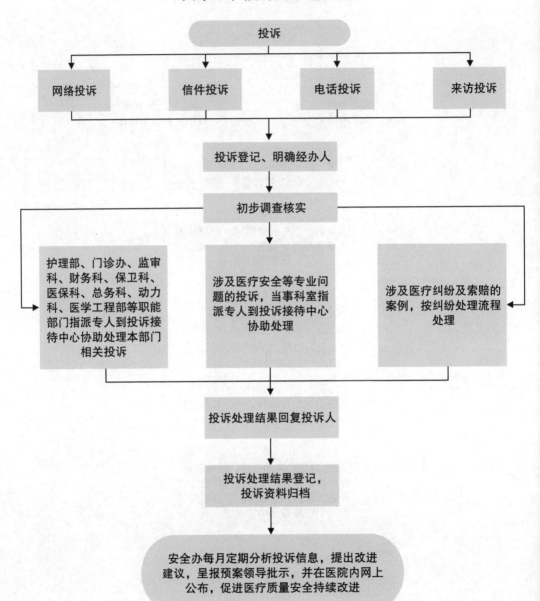

第二章　护理质量及安全工作管理流程图

一、护理部部务会流程图

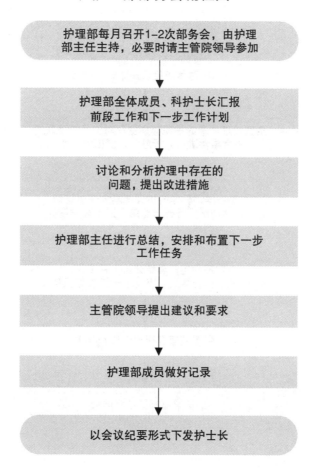

护理部每月召开1–2次部务会，由护理部主任主持，必要时请主管院领导参加

护理部全体成员、科护士长汇报前段工作和下一步工作计划

讨论和分析护理中存在的问题，提出改进措施

护理部主任进行总结，安排和布置下一步工作任务

主管院领导提出建议和要求

护理部成员做好记录

以会议纪要形式下发护士长

二、护士长例会流程图

护理部每月组织1次护士长例会，确定召开会议的时间、地点，在医院OA网上通知，必要时请主管院领导参加

↓

科护士长、全体护士长按时参加会议并做好记录

↓

负责护理质量的护理部副主任对上月护理质量、不良事件进行分析总结，提出整改措施

↓

负责培训教学的护理部副主任对培训教学情况进行分析总结，提出改进措施

↓

护理部主任总结分析上月工作，提出指导意见，安排下一步工作任务

↓

主管院领导提出建议和要求

↓

护理部成员做好记录

三、护理部对护理单元质量检查流程图

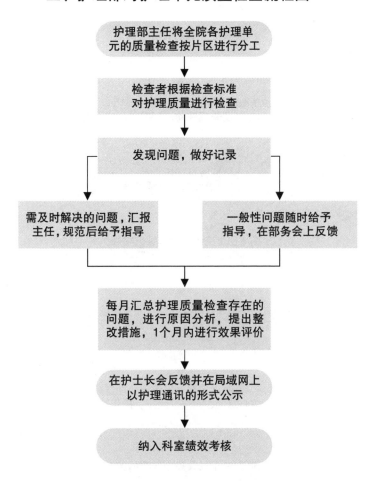

护理部主任将全院各护理单元的质量检查按片区进行分工

检查者根据检查标准对护理质量进行检查

发现问题，做好记录

需及时解决的问题，汇报主任，规范后给予指导

一般性问题随时给予指导，在部务会上反馈

每月汇总护理质量检查存在的问题，进行原因分析，提出整改措施，1个月内进行效果评价

在护士长会反馈并在局域网上以护理通讯的形式公示

纳入科室绩效考核

四、护理部随院长业务查房流程图

由业务副院长带领各
职能科室组成查房小组

护理部成员7:50到查房科室查看病室
日志，了解病室动态，参加晨交班

随查房科室护士长、
责任护士进行床旁交接

按《护士交接班考核评分标准》
检查各项工作落实情况

根据病室动态和专科特点，重点检查护理管理工作
质量、岗位责任制落实情况、规章制度执行情况、护理
教学与培训等

访谈科室护理人员常见疾病护理常规、
核心制度、职责、预案、操作等

听取护士长管理中存在的困惑

查房者将问题进行归纳、总结，
在反馈会上反馈并提出指导性意见

1个月内对存在的问题进行
跟踪追查，进行效果评价

五、护理业务查房流程图

护理部每季度组织业务查房一次，
确定病种和查房形式并通知查房科室

查房前查房科室做好资料、
用物、场地的准备

将查房通知和病例资料公布在医院内网上

护理查房由护理部主持，说明查房目的、重点、难点

责任护士报告病例

查看患者，与患者沟通取得配合，
询问患者病史，进行护理查体

参加查房人员根据查房内容
提出自己的观点并展开讨论

查房科室护士长介绍该疾病护理新
进展新动态，并进行总结性发言

主持者对查房进行讲评和指导

护理部和科室做好相关记录,查房意见由责任
护士简单记录于患者护理记录单

六、护理部晚夜班督导检查流程图

护理部每月底安排次月晚夜班督导检查内容，
并将具体时间及督查内容告知查房者

↓

查房者根据督查内容督查晚夜班护士工作落实
情况，帮助值班护士解决工作中的困难

↓

查房者发现问题及时给予指导，
并在受检科室记录本上做好记录

↓

第2日晨将督查情况向护理
部汇报，并提交查房记录表

↓

护理部对查房存在的问题与相关科室护士长沟通，
每月汇总督查情况，进行分析总结，提出整改措施，
1个月内进行效果追踪

↓

在护士长例会上反馈,并在医院内网上以护理通报
的形式公示

↓

检查结果纳入
当月科室绩效考核

七、 护理会诊流程图

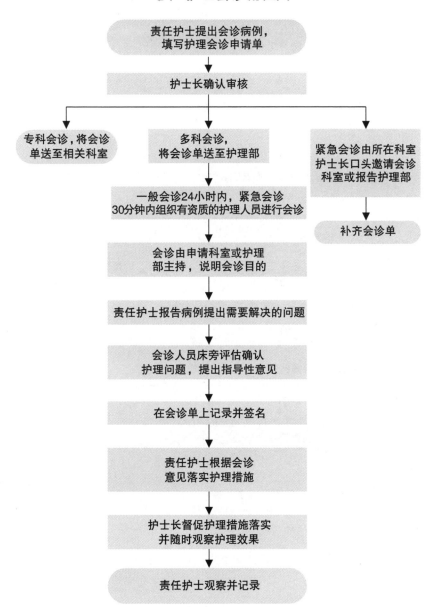

责任护士提出会诊病例，
填写护理会诊申请单

护士长确认审核

专科会诊，将会诊
单送至相关科室

多科会诊，
将会诊单送至护理部

紧急会诊由所在科室
护士长口头邀请会诊
科室或报告护理部

一般会诊24小时内，紧急会诊
30分钟内组织有资质的护理人员进行会诊

补齐会诊单

会诊由申请科室或护理
部主持，说明会诊目的

责任护士报告病例提出需要解决的问题

会诊人员床旁评估确认
护理问题，提出指导性意见

在会诊单上记录并签名

责任护士根据会诊
意见落实护理措施

护士长督促护理措施落实
并随时观察护理效果

责任护士观察并记录

八、全院护士业务学习流程图

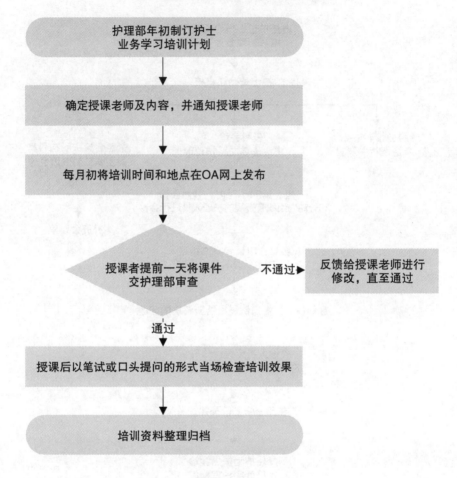

九、护士首次执业注册流程图

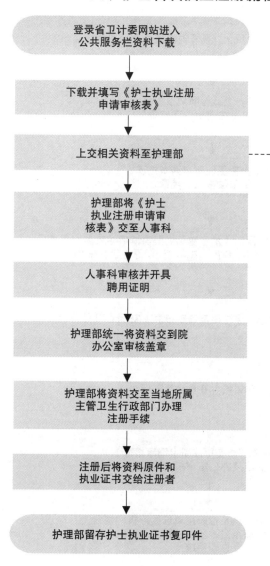

登录省卫计委网站进入
公共服务栏资料下载

↓

下载并填写《护士执业注册
申请审核表》

↓

上交相关资料至护理部 - - - - -

1. 护士执业注册申请审核表
2. 身份证原件及复印件
3. 毕业证书原件及复印件
4. 执业资格考试成绩原件
5. 近6个月内体检证明原件
6. 实习证明原件
7. 实习手册（或证明）原件
8. 白底免冠小2寸近照2张
9. 医疗机构执业许可证复印件

↓

护理部将《护士
执业注册申请审
核表》交至人事科

↓

人事科审核并开具
聘用证明

↓

护理部统一将资料交到院
办公室审核盖章

↓

护理部将资料交至当地所属
主管卫生行政部门办理
注册手续

↓

注册后将资料原件和
执业证书交给注册者

↓

护理部留存护士执业证书复印件

十、护士执业变更流程图

新进有执业证书的护士，需及时办理执业变更手续

登录省卫计委网站下载
《护士变更注册申请审核表》

填写《护士变更注册申请审核表》
在原单位签名、盖章

上交执业证书原件、《护士变更注册申请审核表》
身份证原件及复印件、6个月内体检证明原件至护理部

护理部将《护士变更注册申请审核表》交至人事科

人事科审核并开具聘用证明

护理部将《护士变更注册申请审核表》
交至院办公室审核盖章

护理部将上交材料及拟聘用单位医疗机构执业
许可证复印件交至当地所属主管卫生行政部门
办理手续

办理完成后将资料原件交给注册者

护理部留存护士执业证书复印件

十一、 实习护生接待流程图

护理部凭接收函接待
各院校实习学员

↓

实习护生到科教科报到、财务科缴费

↓

给每位学员建立档案，
记录学校、姓名、学历、实习时间、联系方式

↓

护理部组织实习护生岗前培训

↓

制订轮科安排表，严格按照轮科表实习，
不得擅自更改科室或减少轮科时间

↓

护理部定期或不定期
到科室督查带教效果

↓

年终组织召开评教评学会议

十二、进修人员接待流程图

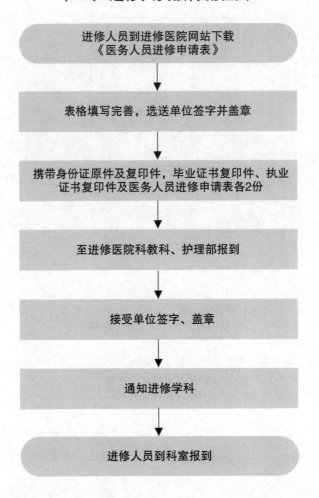

进修人员到进修医院网站下载
《医务人员进修申请表》

表格填写完善，选送单位签字并盖章

携带身份证原件及复印件，毕业证书复印件、执业
证书复印件及医务人员进修申请表各2份

至进修医院科教科、护理部报到

接受单位签字、盖章

通知进修学科

进修人员到科室报到

十三、护理部资料整理流程图

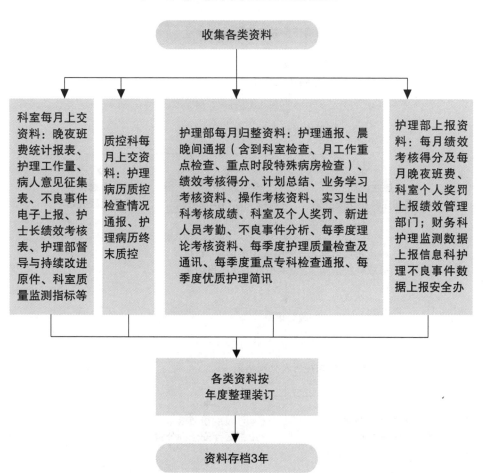

收集各类资料

科室每月上交资料：晚夜班费统计报表、护理工作量、病人意见征集表、不良事件电子上报、护士长绩效考核表、护理部督导与持续改进原件、科室质量监测指标等

质控科每月上交资料：护理病历质控检查情况通报、护理病历终末质控

护理部每月归整资料：护理通报、晨晚间通报（含到科室检查、月工作重点检查、重点时段特殊病房检查）、绩效考核得分、计划总结、业务学习考核资料、操作考核资料、实习生出科考核成绩、科室及个人奖罚、新进人员考勤、不良事件分析、每季度理论考核资料、每季度护理质量检查及通讯、每季度重点专科检查通报、每季度优质护理简讯

护理部上报资料：每月绩效考核得分及每月晚夜班费、科室个人奖罚上报绩效管理部门；财务科护理监测数据上报信息科护理不良事件数据上报安全办

各类资料按年度整理装订

资料存档3年

十四、护理投诉处理流程图

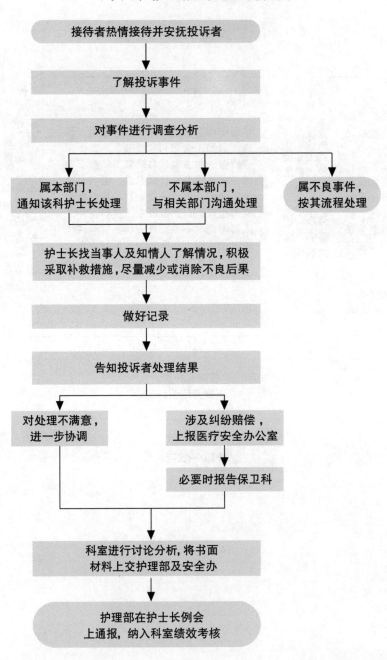

接待者热情接待并安抚投诉者

了解投诉事件

对事件进行调查分析

属本部门，通知该科护士长处理

不属本部门，与相关部门沟通处理

属不良事件，按其流程处理

护士长找当事人及知情人了解情况，积极采取补救措施，尽量减少或消除不良后果

做好记录

告知投诉者处理结果

对处理不满意，进一步协调

涉及纠纷赔偿，上报医疗安全办公室

必要时报告保卫科

科室进行讨论分析，将书面材料上交护理部及安全办

护理部在护士长例会上通报，纳入科室绩效考核

十五、护理不良事件报告及处置流程图

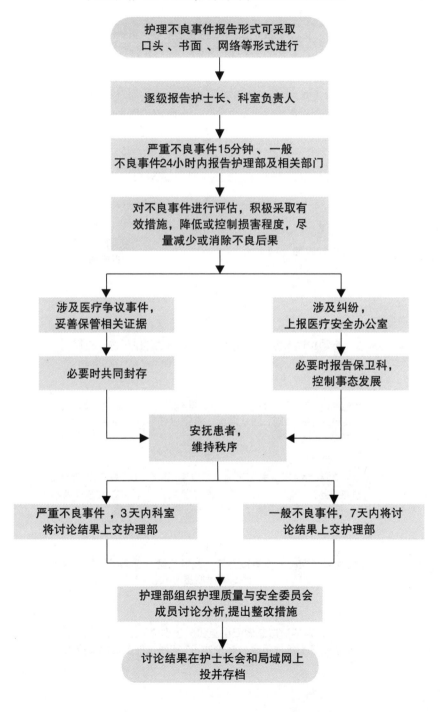

护理不良事件报告形式可采取口头、书面、网络等形式进行

逐级报告护士长、科室负责人

严重不良事件15分钟、一般不良事件24小时内报告护理部及相关部门

对不良事件进行评估，积极采取有效措施，降低或控制损害程度，尽量减少或消除不良后果

涉及医疗争议事件，妥善保管相关证据

涉及纠纷，上报医疗安全办公室

必要时共同封存

必要时报告保卫科，控制事态发展

安抚患者，维持秩序

严重不良事件，3天内科室将讨论结果上交护理部

一般不良事件，7天内将讨论结果上交护理部

护理部组织护理质量与安全委员会成员讨论分析,提出整改措施

讨论结果在护士长会和局域网上投并存档

十六、护理人力资源紧急调配流程图

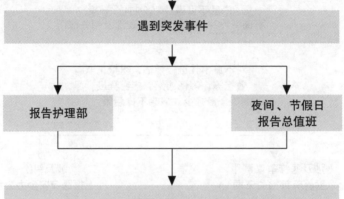

建立以分管院长领导, 护理部主任为组长、各科护士长为成员的护理人力应急调配领导小组

各科选派 2 名应急能力强、业务技术好、有奉献精神的护理人员组成护理应急小分队, 成员 24 小时手机通讯畅通

遇到突发事件

报告护理部

夜间、节假日报告总值班

启动护理人力资源紧急调配, 由护理部主任统一指挥

护理部主任与各科护士长或小分队组织联系, 各科室本着以大局为重的原则, 服从调配, 不得以任何理由推诿、拒绝

被调配人员要求着装整齐, 佩戴好胸牌, 在 15 分钟内赶赴规定地点, 各行其职, 各负其责, 保障紧急状态下应急工作有条不紊的实施, 确保护理安全和工作质量

每次紧急调配人力与设备后, 及时总结, 必要时调整梯队人员, 确保质量与安全

护理部定期对应急调配小组和应急小分队成员进行业务培训, 提高小组成员专科理论知识、实践技能及应急反应能力

十七、患者跌倒/坠床处置与报告流程图

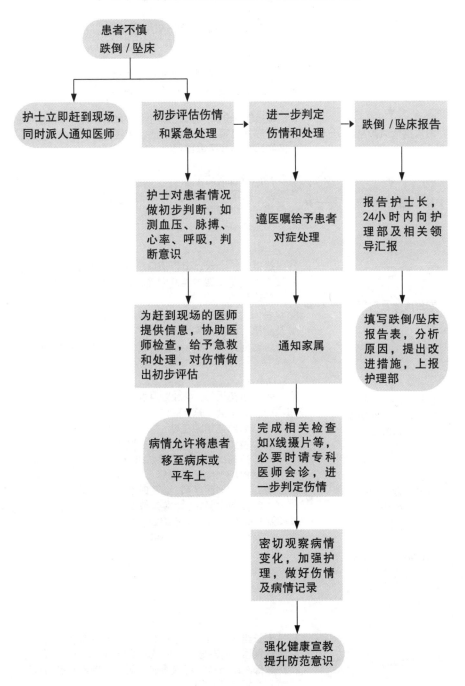

十八、压疮风险评估与报告流程图

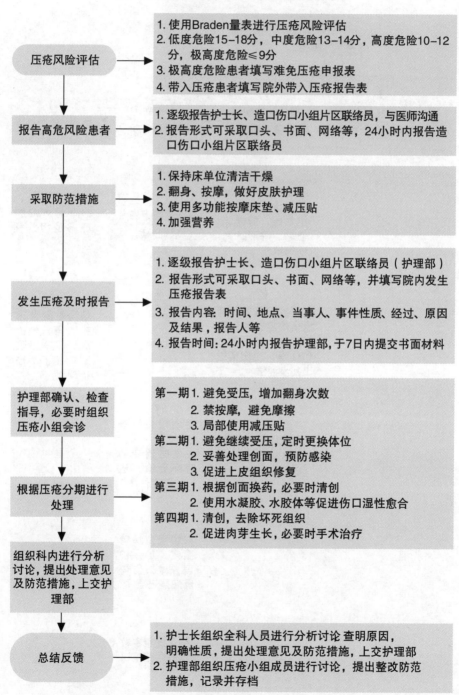

压疮风险评估	1. 使用Braden量表进行压疮风险评估 2. 低度危险15-18分，中度危险13-14分，高度危险10-12分，极高度危险≤9分 3. 极高度危险患者填写难免压疮申报表 4. 带入压疮患者填写院外带入压疮报告表
报告高危风险患者	1. 逐级报告护士长、造口伤口小组片区联络员，与医师沟通 2. 报告形式可采取口头、书面、网络等，24小时内报告造口伤口小组片区联络员
采取防范措施	1. 保持床单位清洁干燥 2. 翻身、按摩，做好皮肤护理 3. 使用多功能按摩床垫、减压贴 4. 加强营养
发生压疮及时报告	1. 逐级报告护士长、造口伤口小组片区联络员（护理部） 2. 报告形式可采取口头、书面、网络等，并填写院内发生压疮报告表 3. 报告内容：时间、地点、当事人、事件性质、经过、原因及结果，报告人等 4. 报告时间: 24小时内报告护理部,于7日内提交书面材料
护理部确认、检查指导，必要时组织压疮小组会诊	第一期1. 避免受压，增加翻身次数 　　　2. 禁按摩，避免摩擦 　　　3. 局部使用减压贴 第二期1. 避免继续受压，定时更换体位 　　　2. 妥善处理创面，预防感染 　　　3. 促进上皮组织修复 第三期1. 根据创面换药，必要时清创 　　　2. 使用水凝胶、水胶体等促进伤口湿性愈合 第四期1. 清创，去除坏死组织 　　　2. 促进肉芽生长，必要时手术治疗
根据压疮分期进行处理	
组织科内进行分析讨论,提出处理意见及防范措施,上交护理部	
总结反馈	1. 护士长组织全科人员进行分析讨论 查明原因，明确性质，提出处理意见及防范措施，上交护理部 2. 护理部组织压疮小组成员进行讨论，提出整改防范措施，记录并存档

十九、危重患者护理工作流程图

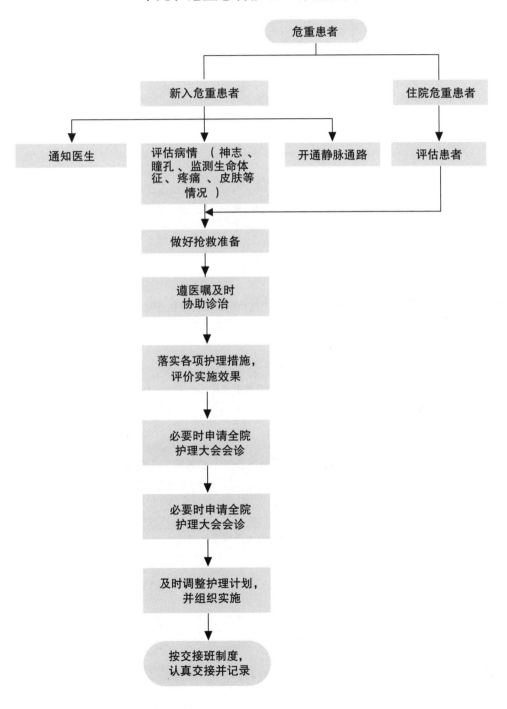

二十、危重患者紧急处置与报告流程图

危重患者需要紧急处置时

↓

发现患者病情变化，立即请他人报告值班医生，重大抢救由科主任、护士长安排

↓

护士根据情况吸氧、吸痰，建立静脉通路，进行心肺复苏，心电监护，备齐抢救药物及设备，积极配合医生进行抢救

↓

密切观察病情，严格执行口头医嘱执行制度

↓

通知患者家属

↓

重大和重要抢救报告医务部、护理部、总值班

↓

做好记录，严格交接班

二十一、危重患者访视流程图

危重患者护理小组提前1周安排护理专家访视

护理专家通过HIS系统查询前一日新开立病危患者

护理专家根据《危重患者访视评分表》要求访视
到位并给予临床现场指导

将访视结果录入护理质量管理系统，
纸质版交危重症患者护理小组

危重患者小组将每月访视情况总结分析，
并于次月5号前上报护理部

二十二、围手术期护理处置流程图

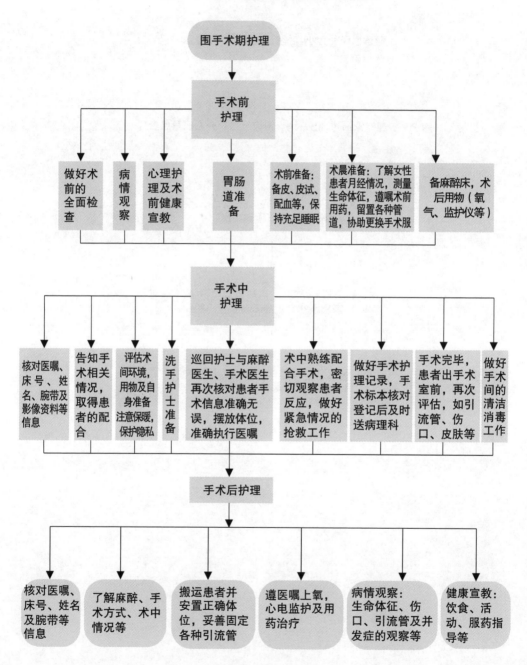

二十三、输血反应报告及处理流程图

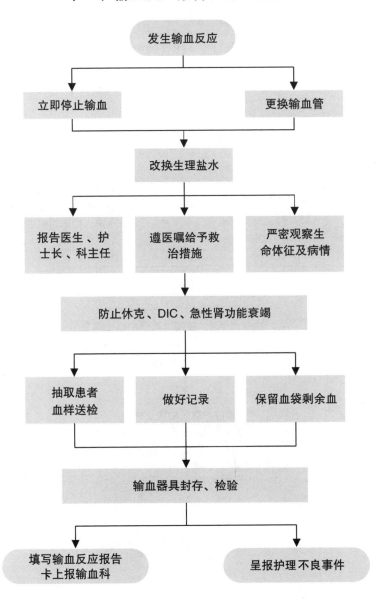

发生输血反应

立即停止输血　　　　更换输血管

改换生理盐水

报告医生、护士长、科主任　　　遵医嘱给予救治措施　　　严密观察生命体征及病情

防止休克、DIC、急性肾功能衰竭

抽取患者血样送检　　　做好记录　　　保留血袋剩余血

输血器具封存、检验

填写输血反应报告卡上报输血科　　　呈报护理不良事件

二十四、患者转科身份识别流程图

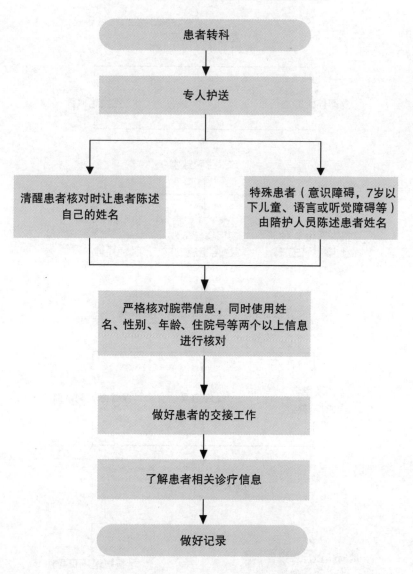

患者转科

专人护送

清醒患者核对时让患者陈述自己的姓名

特殊患者（意识障碍，7岁以下儿童、语言或听觉障碍等）由陪护人员陈述患者姓名

严格核对腕带信息，同时使用姓名、性别、年龄、住院号等两个以上信息进行核对

做好患者的交接工作

了解患者相关诊疗信息

做好记录

二十五、无名氏身份识别流程图

无名氏患者就诊

↓

为患者办理诊疗卡

↓

为患者佩戴腕带并注明床号、姓名（无名氏+编号，如无名氏1）、性别、门诊号（或急诊号、住院号）

↓

报告总值班，通知保卫科
联系政府相关部门协助确认患者身份

↓

做好登记

↓

进行诊疗活动前，核对腕带信息并使用床号、姓名、性别、门诊号（或急诊号、住院号）等两个以上项目进行患者身份确认

二十六、急诊手术患者身份识别流程图

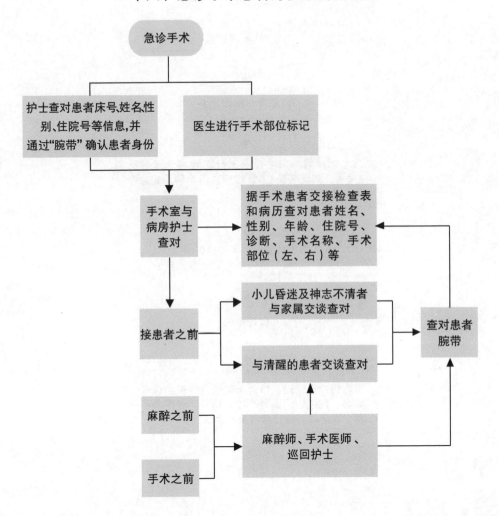

二十七、急诊检诊、分诊流程图

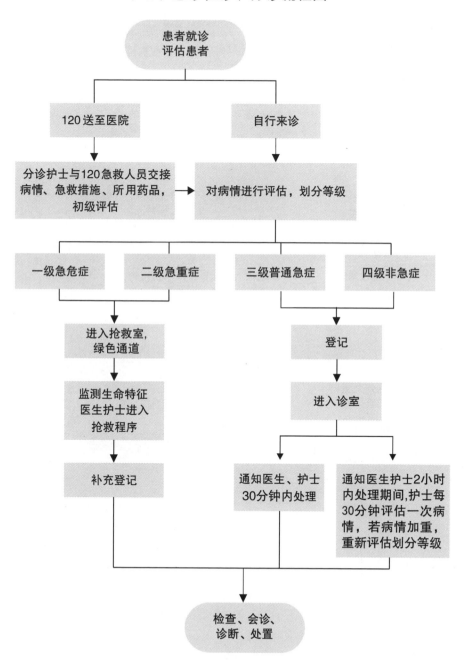

二十八、用药医嘱在转抄和执行时核对流程图

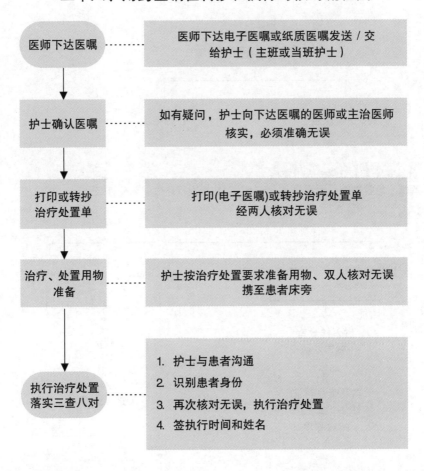

医师下达医嘱	医师下达电子医嘱或纸质医嘱发送／交给护士（主班或当班护士）
护士确认医嘱	如有疑问，护士向下达医嘱的医师或主治医师核实，必须准确无误
打印或转抄治疗处置单	打印(电子医嘱)或转抄治疗处置单经两人核对无误
治疗、处置用物准备	护士按治疗处置要求准备用物、双人核对无误携至患者床旁
执行治疗处置落实三查八对	1. 护士与患者沟通 2. 识别患者身份 3. 再次核对无误，执行治疗处置 4. 签执行时间和姓名

二十九、电子医嘱处理及核对流程图

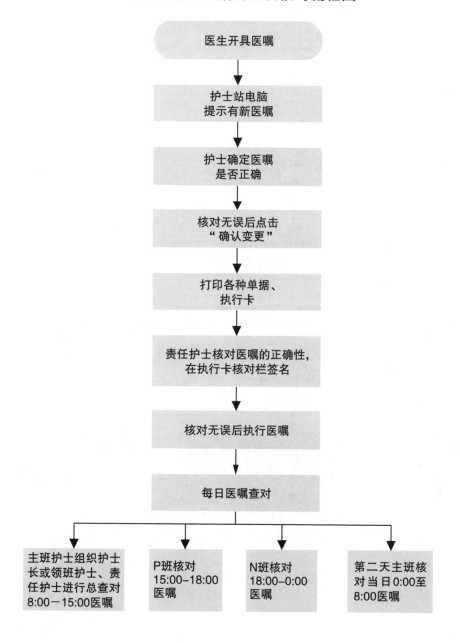

医生开具医嘱

↓

护士站电脑
提示有新医嘱

↓

护士确定医嘱
是否正确

↓

核对无误后点击
"确认变更"

↓

打印各种单据、
执行卡

↓

责任护士核对医嘱的正确性,
在执行卡核对栏签名

↓

核对无误后执行医嘱

↓

每日医嘱查对

| 主班护士组织护士长或领班护士、责任护士进行总查对8:00－15:00医嘱 | P班核对15:00－18:00医嘱 | N班核对18:00－0:00医嘱 | 第二天主班核对当日0:00至8:00医嘱 |

三十、紧急抢救情况下使用口头医嘱流程图

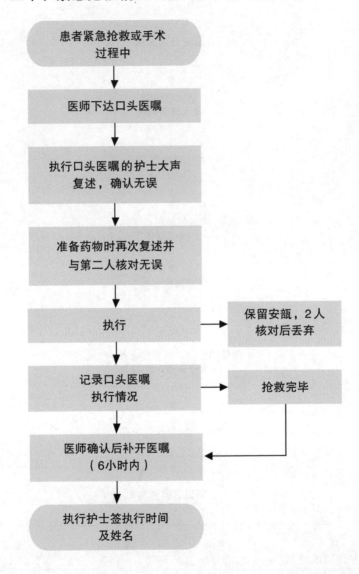

患者紧急抢救或手术
过程中

医师下达口头医嘱

执行口头医嘱的护士大声
复述，确认无误

准备药物时再次复述并
与第二人核对无误

执行 → 保留安瓿，2人
核对后丢弃

记录口头医嘱
执行情况 → 抢救完毕

医师确认后补开医嘱
（6小时内）

执行护士签执行时间
及姓名

第三章　门急诊工作管理流程图

一、预约诊疗流程图

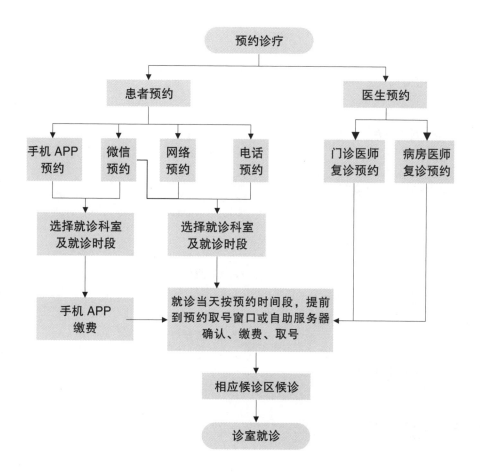

二、自助挂号流程图

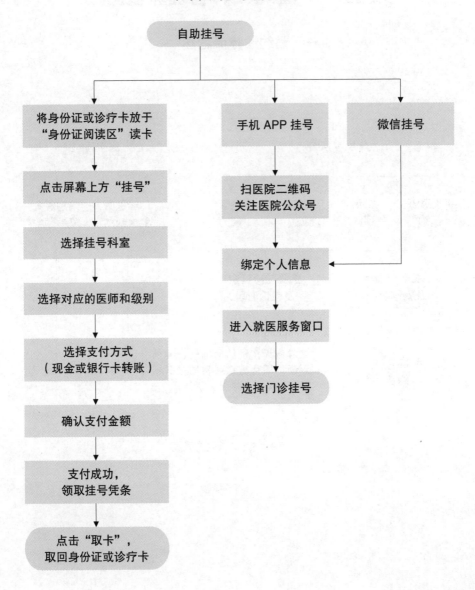

三、门诊发热患者就诊流程图流程图

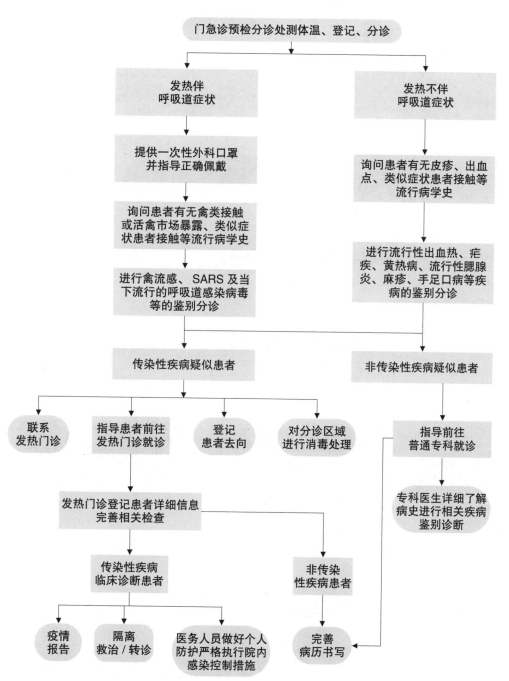

门急诊预检分诊处测体温、登记、分诊

发热伴
呼吸道症状

发热不伴
呼吸道症状

提供一次性外科口罩
并指导正确佩戴

询问患者有无皮疹、出血
点、类似症状患者接触等
流行病学史

询问患者有无禽类接触
或活禽市场暴露、类似症
状患者接触等流行病学史

进行流行性出血热、疟
疾、黄热病、流行性腮腺
炎、麻疹、手足口病等疾
病的鉴别分诊

进行禽流感、SARS 及当
下流行的呼吸道感染病毒
等的鉴别分诊

传染性疾病疑似患者

非传染性疾病疑似患者

联系
发热门诊

指导患者前往
发热门诊就诊

登记
患者去向

对分诊区域
进行消毒处理

指导前往
普通专科就诊

发热门诊登记患者详细信息
完善相关检查

专科医生详细了解
病史进行相关疾病
鉴别诊断

传染性疾病
临床诊断患者

非传染
性疾病患者

疫情
报告

隔离
救治／转诊

医务人员做好个人
防护严格执行院内
感染控制措施

完善
病历书写

四、疑难病多学科门诊会诊流程图

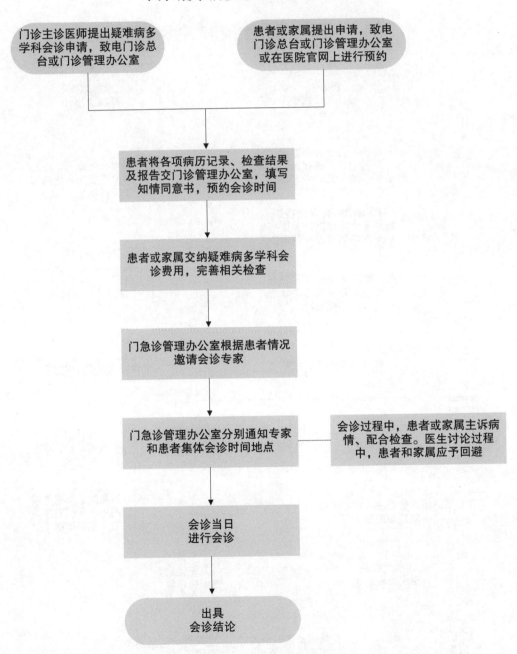

门诊主诊医师提出疑难病多学科会诊申请，致电门诊总台或门诊管理办公室

患者或家属提出申请，致电门诊总台或门诊管理办公室或在医院官网上进行预约

患者将各项病历记录、检查结果及报告交门诊管理办公室，填写知情同意书，预约会诊时间

患者或家属交纳疑难病多学科会诊费用，完善相关检查

门急诊管理办公室根据患者情况邀请会诊专家

门急诊管理办公室分别通知专家和患者集体会诊时间地点

会诊过程中，患者或家属主诉病情、配合检查。医生讨论过程中，患者和家属应予回避

会诊当日进行会诊

出具会诊结论

五、门诊就诊流程图

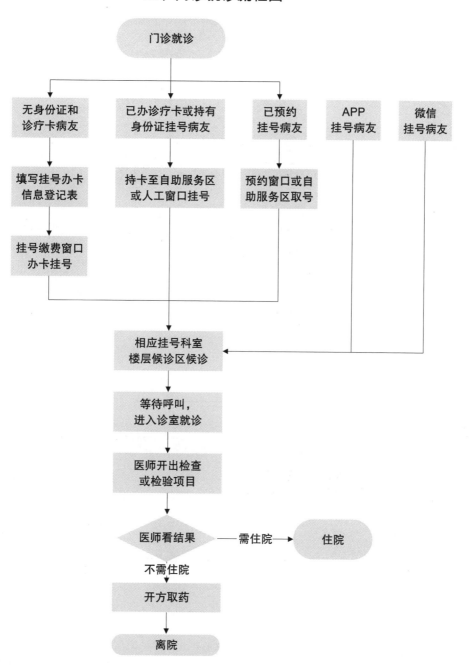

六、门诊自助取单流程图

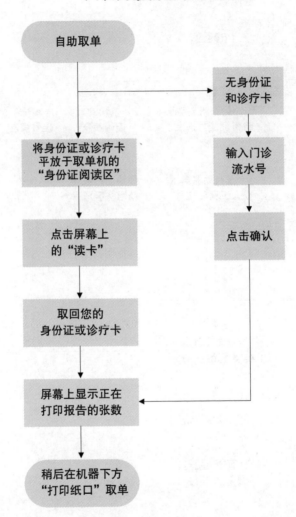

七、门诊急危重症患者优先处置流程图

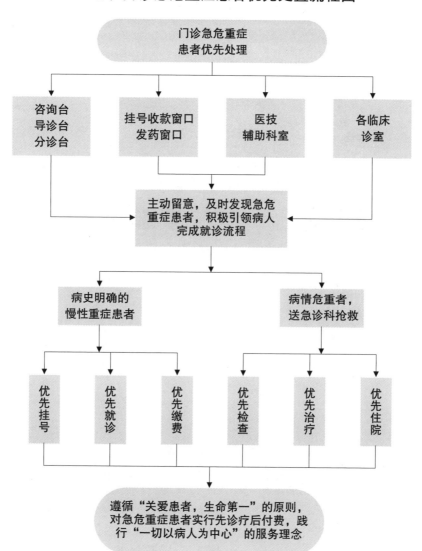

八、门诊疾病证明章盖取流程图

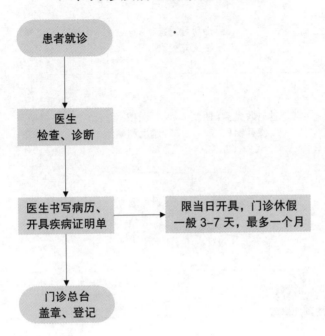

九、临床科室新开门诊亚专科流程图

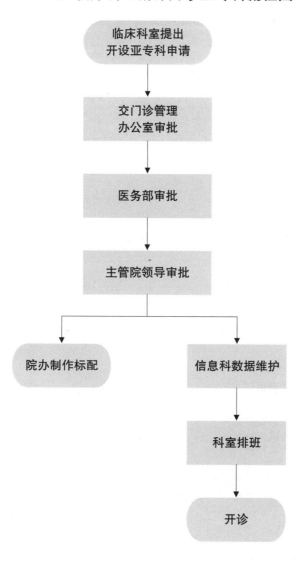

十、门诊自助缴费流程图

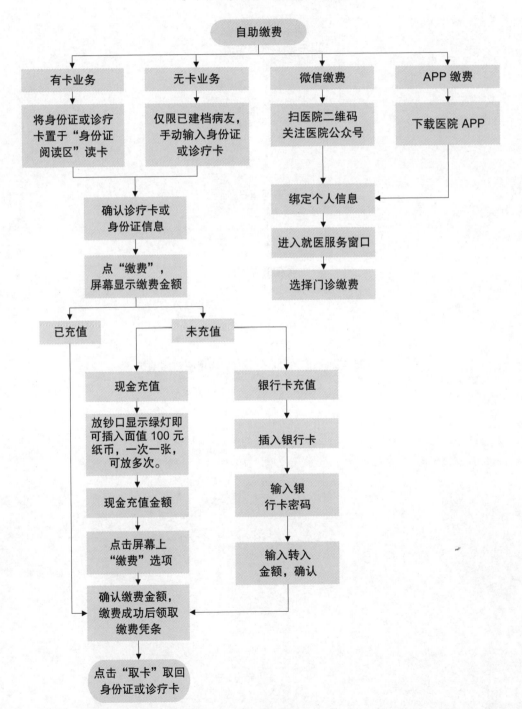

第四章　医院感染工作管理流程图

一、医院感染预防与控制管理流程图

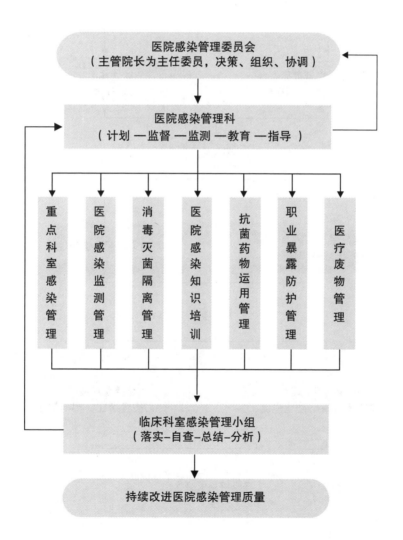

二、导尿管相关尿路感染预防与控制流程图

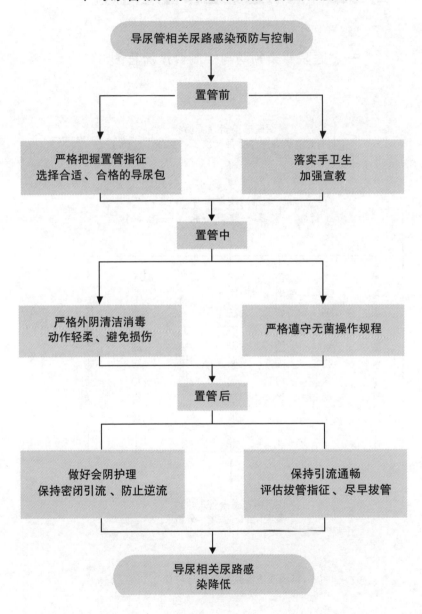

三、呼吸机相关肺炎预防与控制流程图

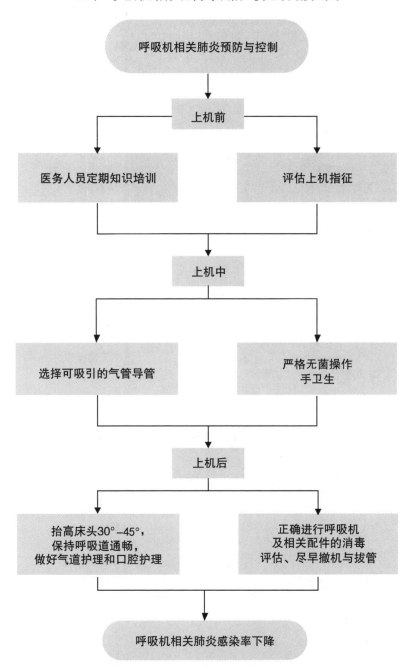

四、血管导管相关血流感染预防与控制流程图

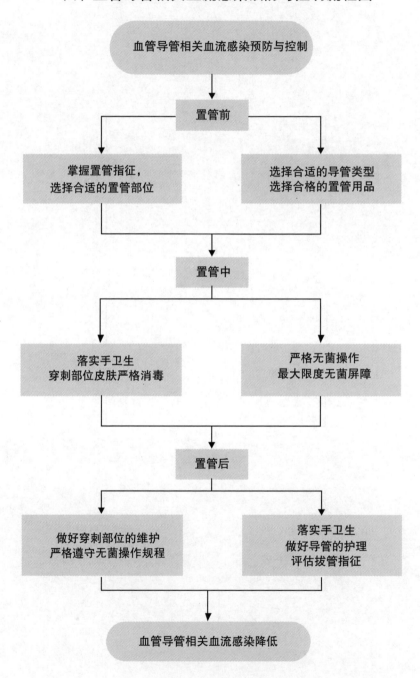

血管导管相关血流感染预防与控制

置管前

掌握置管指征，选择合适的置管部位

选择合适的导管类型选择合格的置管用品

置管中

落实手卫生穿刺部位皮肤严格消毒

严格无菌操作最大限度无菌屏障

置管后

做好穿刺部位的维护严格遵守无菌操作规程

落实手卫生做好导管的护理评估拔管指征

血管导管相关血流感染降低

五、手术部位感染预防与控制流程图

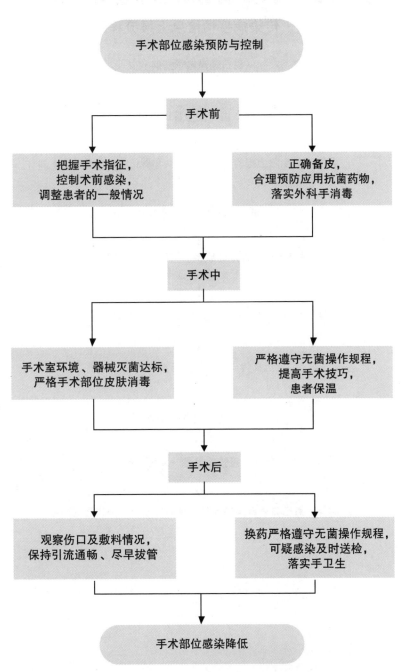

第五章　　传染病防治工作管理流程图

一、传染病疫情信息上报流程图

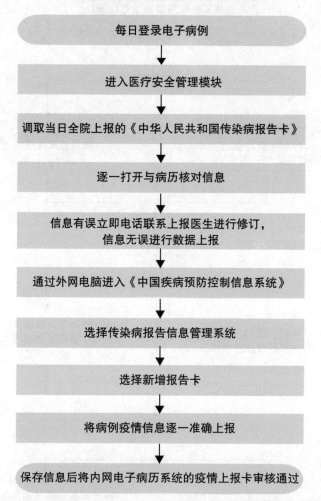

每日登录电子病例

↓

进入医疗安全管理模块

↓

调取当日全院上报的《中华人民共和国传染病报告卡》

↓

逐一打开与病历核对信息

↓

信息有误立即电话联系上报医生进行修订，
信息无误进行数据上报

↓

通过外网电脑进入《中国疾病预防控制信息系统》

↓

选择传染病报告信息管理系统

↓

选择新增报告卡

↓

将病例疫情信息逐一准确上报

↓

保存信息后将内网电子病历系统的疫情上报卡审核通过

二、死亡报告卡数据上报流程图

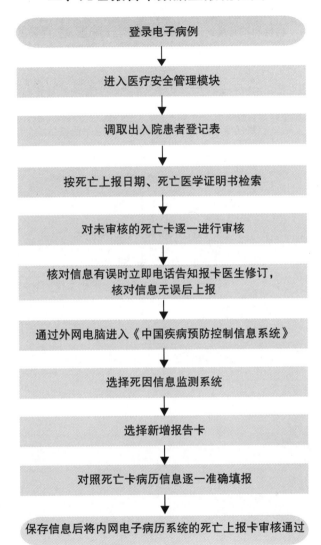

登录电子病例

↓

进入医疗安全管理模块

↓

调取出入院患者登记表

↓

按死亡上报日期、死亡医学证明书检索

↓

对未审核的死亡卡逐一进行审核

↓

核对信息有误时立即电话告知报卡医生修订，
核对信息无误后上报

↓

通过外网电脑进入《中国疾病预防控制信息系统》

↓

选择死因信息监测系统

↓

选择新增报告卡

↓

对照死亡卡病历信息逐一准确填报

↓

保存信息后将内网电子病历系统的死亡上报卡审核通过

三、艾滋病检测份数及人群分布数据上报流程图

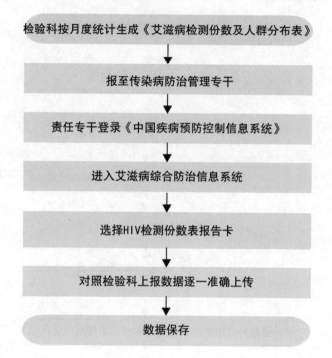

检验科按月度统计生成《艾滋病检测份数及人群分布表》

↓

报至传染病防治管理专干

↓

责任专干登录《中国疾病预防控制信息系统》

↓

进入艾滋病综合防治信息系统

↓

选择HIV检测份数表报告卡

↓

对照检验科上报数据逐一准确上传

↓

数据保存

四、流感监测信息报表上报流程图

> 通过HIS系统将每周内科、儿科、急诊科接诊的流感病例数进行统计

↓

> 生成报表存档

↓

> 通过外网电脑登录《中国疾病预防控制信息系统》

↓

> 进入中国流感监测信息系统

↓

> 选择哨点医院流感染样病例报告

↓

> 选择"录入"

↓

> 设定时间后将HIS统计表的数据，按内科门诊、内科急诊、儿内科门诊分别准确录入

↓

> 保存数据

↓

> 同时将HIS统计表中各年龄组就诊人数统计表发送至市疾控相关负责人邮箱

五、不明原因肺炎监测报表上报流程图

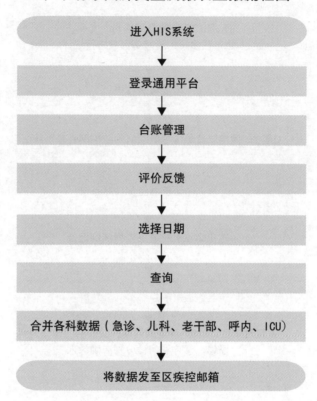

进入HIS系统

↓

登录通用平台

↓

台账管理

↓

评价反馈

↓

选择日期

↓

查询

↓

合并各科数据（急诊、儿科、老干部、呼内、ICU）

↓

将数据发至区疾控邮箱

六、发热患者血检登记表上报流程图

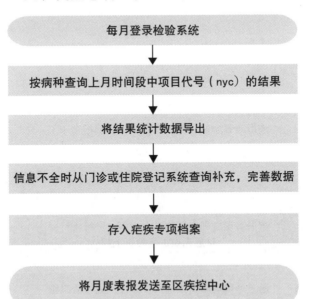

每月登录检验系统

↓

按病种查询上月时间段中项目代号（nyc）的结果

↓

将结果统计数据导出

↓

信息不全时从门诊或住院登记系统查询补充，完善数据

↓

存入疟疾专项档案

↓

将月度表报发送至区疾控中心

七、食源性疾病信息上报流程图

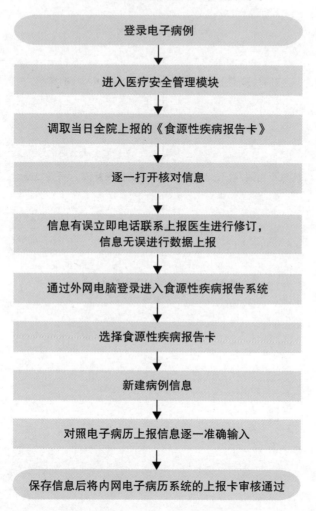

登录电子病例

↓

进入医疗安全管理模块

↓

调取当日全院上报的《食源性疾病报告卡》

↓

逐一打开核对信息

↓

信息有误立即电话联系上报医生进行修订，
信息无误进行数据上报

↓

通过外网电脑登录进入食源性疾病报告系统

↓

选择食源性疾病报告卡

↓

新建病例信息

↓

对照电子病历上报信息逐一准确输入

↓

保存信息后将内网电子病历系统的上报卡审核通过

八、艾滋病咨询检测数据上报流程图

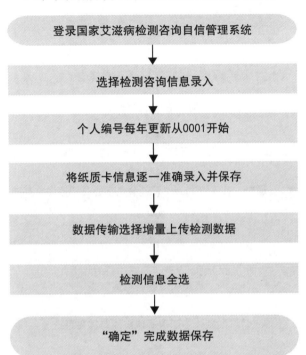

登录国家艾滋病检测咨询自信管理系统

↓

选择检测咨询信息录入

↓

个人编号每年更新从0001开始

↓

将纸质卡信息逐一准确录入并保存

↓

数据传输选择增量上传检测数据

↓

检测信息全选

↓

"确定"完成数据保存

九、门诊病例传染病疫情查漏流程图

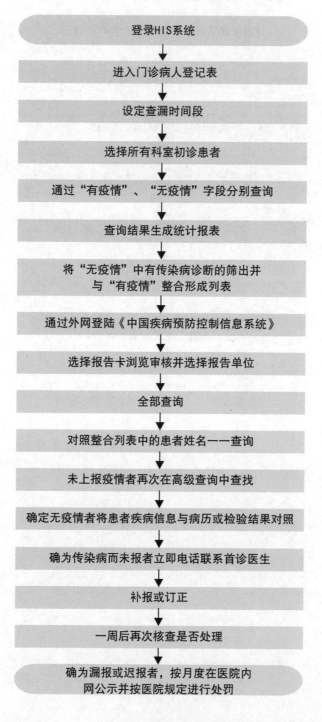

登录HIS系统

进入门诊病人登记表

设定查漏时间段

选择所有科室初诊患者

通过"有疫情"、"无疫情"字段分别查询

查询结果生成统计报表

将"无疫情"中有传染病诊断的筛出并
与"有疫情"整合形成列表

通过外网登陆《中国疾病预防控制信息系统》

选择报告卡浏览审核并选择报告单位

全部查询

对照整合列表中的患者姓名一一查询

未上报疫情者再次在高级查询中查找

确定无疫情者将患者疾病信息与病历或检验结果对照

确为传染病而未报者立即电话联系首诊医生

补报或订正

一周后再次核查是否处理

确为漏报或迟报者，按月度在医院内
网公示并按医院规定进行处罚

十、住院病例传染病疫情查漏流程图

登录电子病例系统医疗安全管理模块

↓

进入出入院患者登记表

↓

选择一定时间段查询"传染病符合未上报"病例

↓

查看诊断及病历记录

↓

确定需上报疫情

↓

通过外网登陆《中国疾病预防控制信息系统》

↓

查询未报患者信息

↓

确为疫情漏报，立即电话通知医生补报

↓

次日再次核查是否已补报

↓

漏报或迟报者，按月度在医院内网
公示并按医院规定进行处罚

十一、阳性传染病检验结果、放射结果疫情查漏流程图

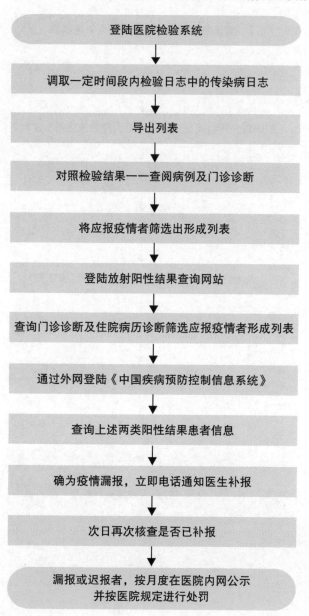

登陆医院检验系统

调取一定时间段内检验日志中的传染病日志

导出列表

对照检验结果——查阅病例及门诊诊断

将应报疫情者筛选出形成列表

登陆放射阳性结果查询网站

查询门诊诊断及住院病历诊断筛选应报疫情者形成列表

通过外网登陆《中国疾病预防控制信息系统》

查询上述两类阳性结果患者信息

确为疫情漏报，立即电话通知医生补报

次日再次核查是否已补报

漏报或迟报者，按月度在医院内网公示
并按医院规定进行处罚

十二、结核病患者免费痰培养流程图

免费门诊登记的肺结核病人痰涂片

↓

结果阳性病人由免费门诊医生确定需做培养

↓

开具培养检验单交结核门诊化验室（注明痰涂片号）

↓

结核门诊化验室将原阳性标本、
化验单一起送细菌培养室做培养

↓

阳性的培养结果反馈至免费门诊

↓

免费门诊医生开具药敏检查单

↓

药敏结果反馈至免费门诊医生处，
免费门诊需建立完整档案

十三、新发初治和复发痰阳患者转免流程图

```
定点医院覆盖区域内新发初治、复治痰阳患者出院
                        ↓
管床医生开出一式三联的转诊单交出院患者
                        ↓
出院患者凭转诊单到免费门诊取药
                        ↓
免费门诊医生确定患者是否可以免费治疗
                        ↓
可以免费治疗的患者在免费治疗告知书上签字
并拿取免费抗结核药物（护肝药由住院医生开）
                        ↓
免费门诊医生完善患者病历
                        ↓
不适合服用免费药物治疗的患者备注栏内
注明不能服用免费药的原因
```

十四、新发初治和复发痰阳患者转免督导流程图

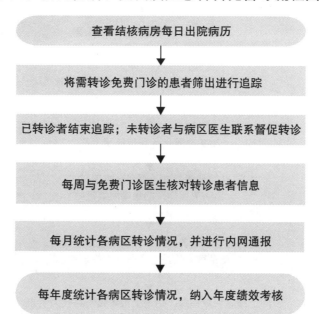

查看结核病房每日出院病历

将需转诊免费门诊的患者筛出进行追踪

已转诊者结束追踪；未转诊者与病区医生联系督促转诊

每周与免费门诊医生核对转诊患者信息

每月统计各病区转诊情况，并进行内网通报

每年度统计各病区转诊情况，纳入年度绩效考核

十五、住院患者结核病疫情查漏流程图

查看每日结核病房新入院患者

将需要上报疫情的患者剔除开始追踪

及时上报者完成追踪，进行标记；未及时上报者电话
联系主管医生督促疫情上报

住院期间完成上报者结束追踪，
出院等待结果的患者继续追踪

出院后出现培养结果阳性需要上报疫情时，
电话联系病区主管医生上报疫情

及时上报者完成追踪，仍未上报者结防科代为上报，
同时对漏报及迟报者进行内网通报，并按照医院相关
规定进行处罚

十六、职业安全防护督导流程图

制定职业安全防护督导检查标准（百分制检查表）

↓

每周安排3个工作日对临床科室医务人员
职业防护情况进行检查

↓

现场发现问题就地反馈，可整改的问题立即整改

↓

不能立即整改的问题在检查表标注缘由

↓

每季度完成一次全院所有病区的督查，
并对整改效果进行再评估

↓

督查及评估结果汇总成文字报告，特殊原因不能整改的
问题及时向上级领导汇报，递交相关委员会讨论

十七、全院职工健康档案工作管理流程图

每年上半年追踪医院职工体检结果
（40岁以下每2年1次，40岁以上每年1次）

↓

与体检科专职人员对接，将职工体检结果整理归档

↓

对罹患重大疾病的职工进行追踪、随访

↓

追踪结果进行备注

↓

年度职工健康档案整理备案备查

十八、感染性疾病会诊流程图

临床科室考虑不明原因感染性疾病、传染病

↓

填写电子会诊单，申请感染性疾病管理科会诊

↓

感染性疾病管理科接受会诊申请单，赴科室会诊

↓

完成会诊（如为传染性疾病、指导病区隔离与防护，
无诊疗条件时报告疾控转诊专科医院）

↓

追踪会诊结果

十九、抗菌药物临床应用情况督查流程图

登录电子病历系统，调阅在架病历

↓

按月度抽取各病区定量抗菌药物应用病历，
查看用药情况

↓

发现问题，即刻通过电子病历系统反馈至责任医师

↓

每周对医生整改情况进行督察，
特殊情况电话与责任医师沟通

↓

按月度汇总成检查及整改情况报告存档

二十、医院职业暴露报告处置流程图

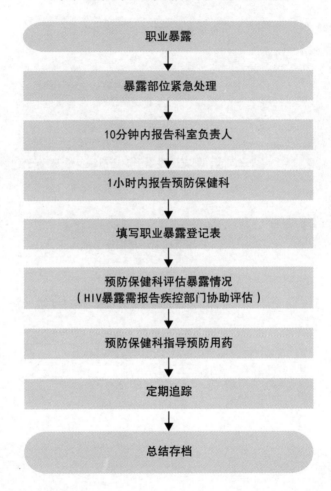

职业暴露

暴露部位紧急处理

10分钟内报告科室负责人

1小时内报告预防保健科

填写职业暴露登记表

预防保健科评估暴露情况
（HIV暴露需报告疾控部门协助评估）

预防保健科指导预防用药

定期追踪

总结存档

二十一、血源性传染病职业暴露局部处理流程图

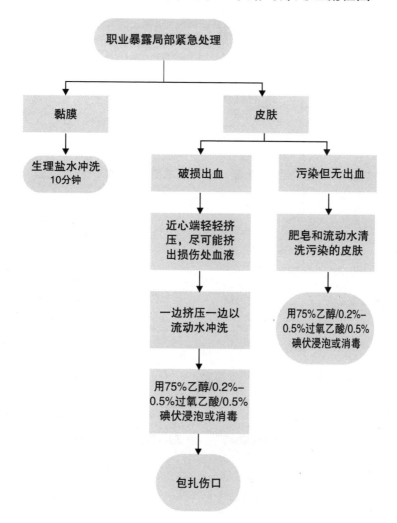

二十二、感染性疾病患者就诊流程图

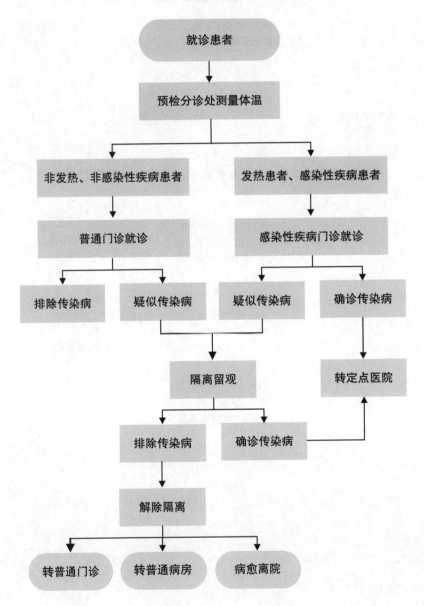

二十三、传染病暴发事件和聚集性症候群等异常情况的处理流程图

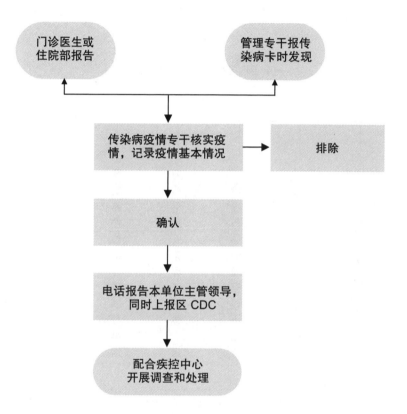

第六章　药事工作管理流程图

一、药事管理与药物治疗学委员会组织架构图

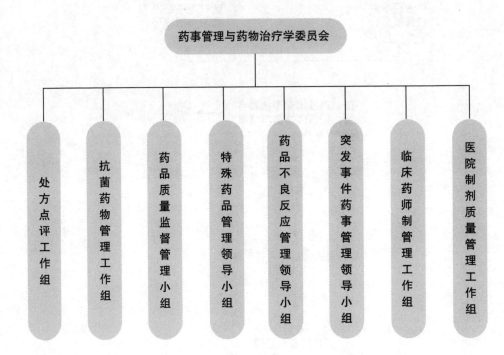

二、专科临床药师工作流程图

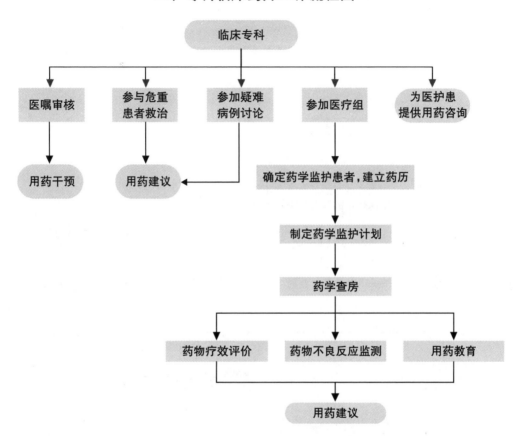

三、处方（医嘱）质量评价流程图

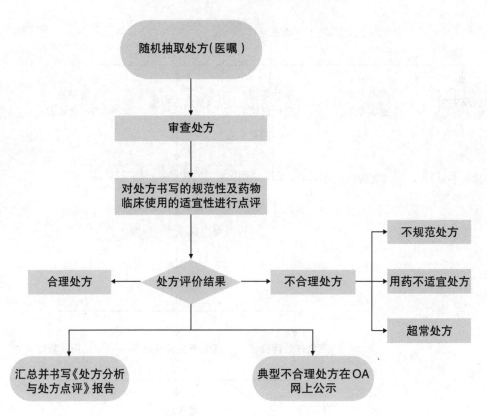

四、治疗药物监测流程图

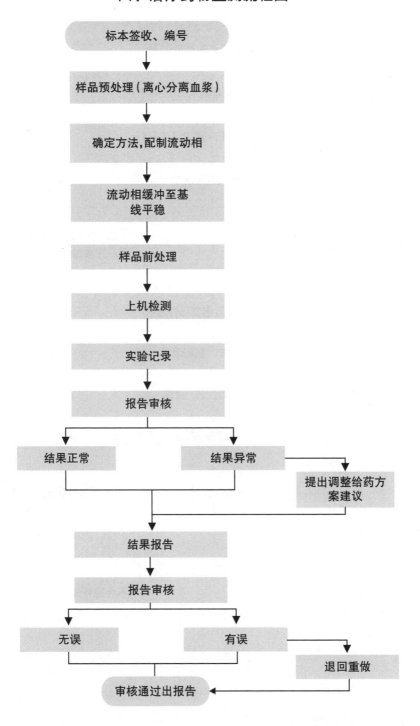

五、门诊药房处方审核、调配、核对、发药流程图

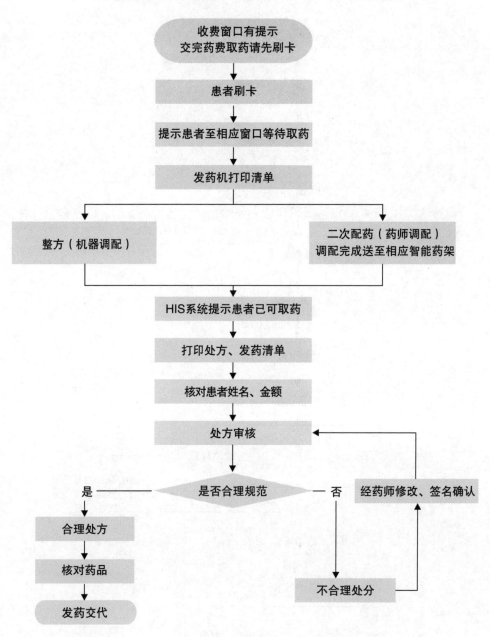

六、住院药房医嘱审核、调配、核对、发药流程图

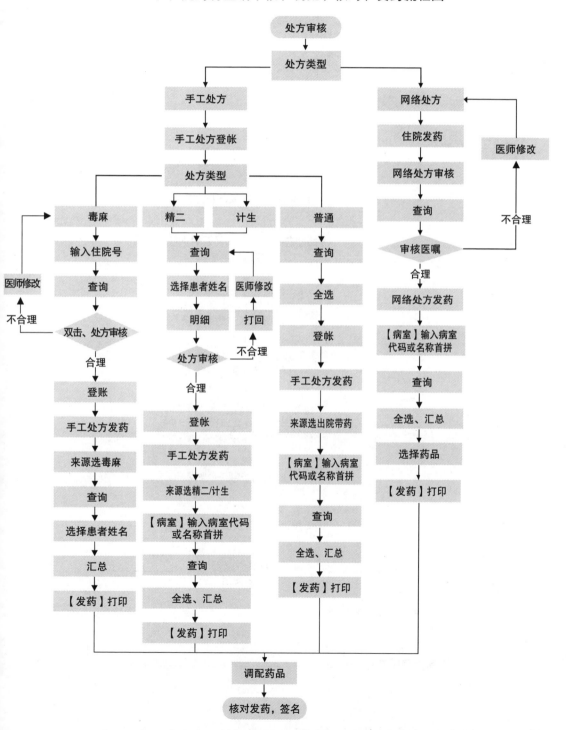

七、药学部摆药室应急预案流程图

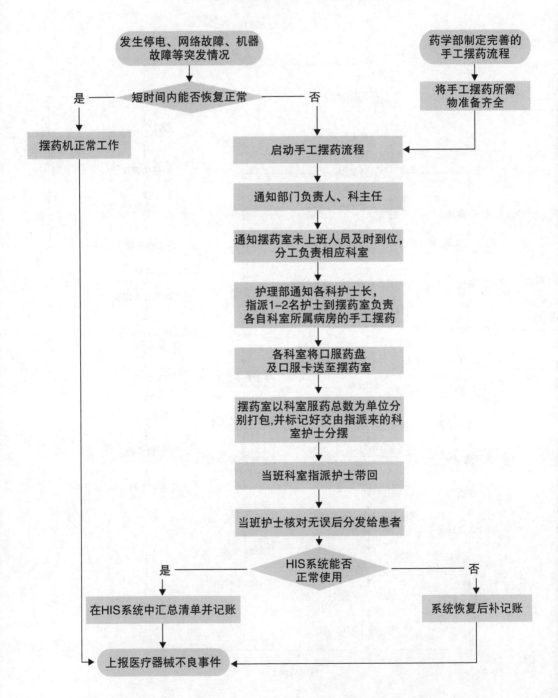

八、药品采购供应管理流程图

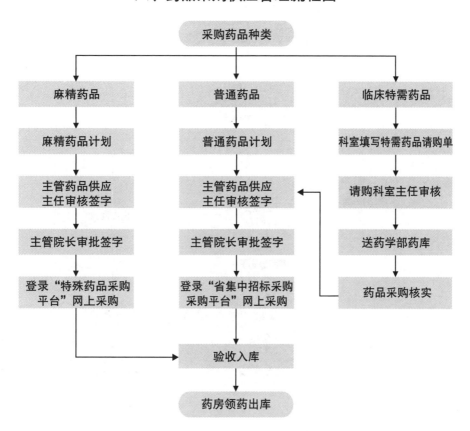

九、药品验收流程图

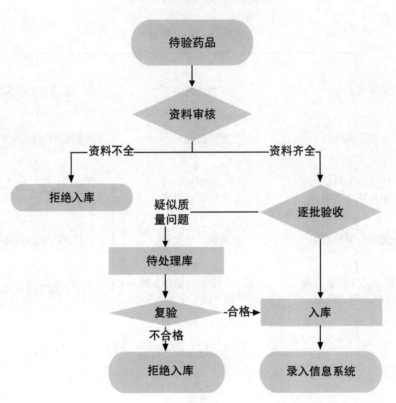

十、药品效期处理流程图

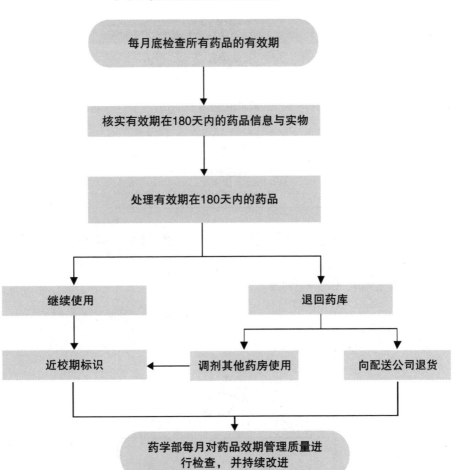

每月底检查所有药品的有效期

核实有效期在180天内的药品信息与实物

处理有效期在180天内的药品

继续使用

退回药库

近校期标识

调剂其他药房使用

向配送公司退货

药学部每月对药品效期管理质量进行检查，并持续改进

十一、药品召回处置流程图

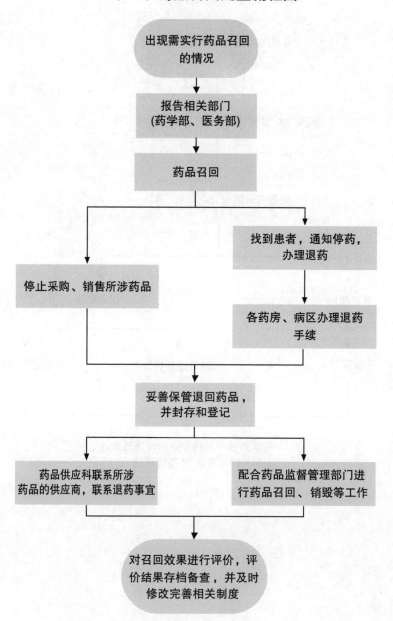

出现需实行药品召回的情况

↓

报告相关部门
(药学部、医务部)

药品召回

停止采购、销售所涉药品

找到患者，通知停药，办理退药

各药房、病区办理退药手续

妥善保管退回药品，并封存和登记

药品供应科联系所涉药品的供应商，联系退药事宜

配合药品监督管理部门进行药品召回、销毁等工作

对召回效果进行评价，评价结果存档备查，并及时修改完善相关制度

十二、服用假、劣药品或调剂错误药品导致人身损害处置流程图

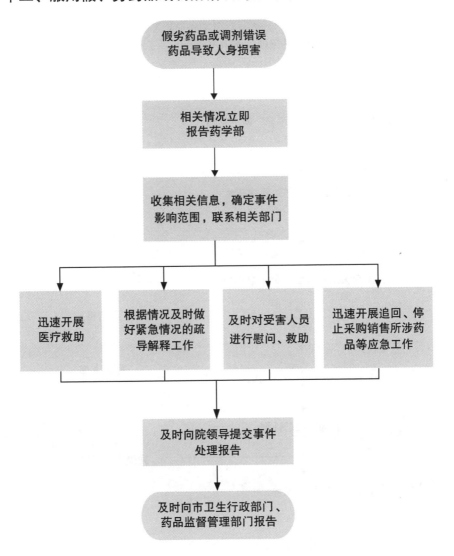

十三、麻醉、精神药品出入库流程图

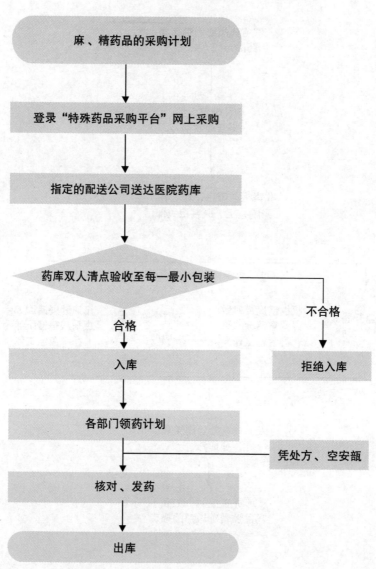

十四、制剂配制流程图

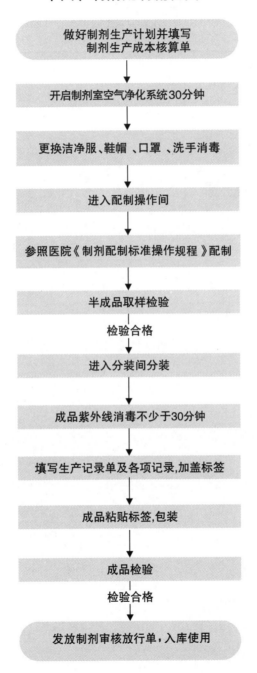

做好制剂生产计划并填写
制剂生产成本核算单

开启制剂室空气净化系统30分钟

更换洁净服、鞋帽 、口罩 、洗手消毒

进入配制操作间

参照医院《制剂配制标准操作规程 》配制

半成品取样检验

检验合格

进入分装间分装

成品紫外线消毒不少于30分钟

填写生产记录单及各项记录,加盖标签

成品粘贴标签,包装

成品检验

检验合格

发放制剂审核放行单,入库使用

十五、制剂质量检验流程图

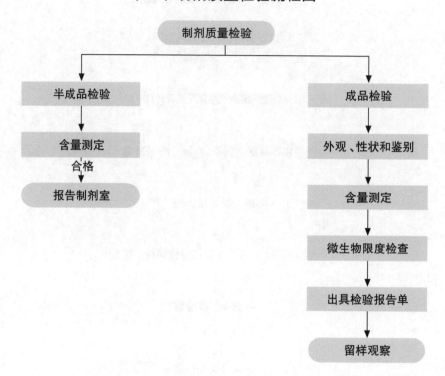

十六、突发公共事件处置流程图

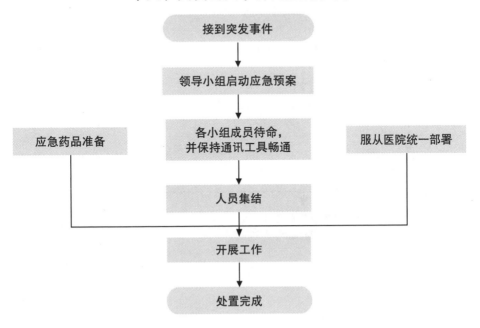

十七、西药库房停水停电处置流程图

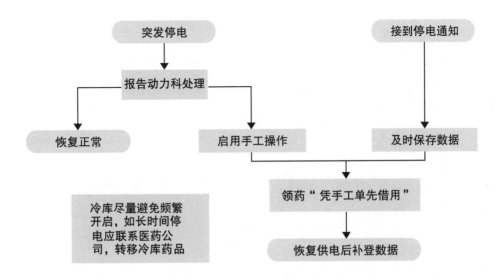

十八、制剂室停水停电事件处置流程图

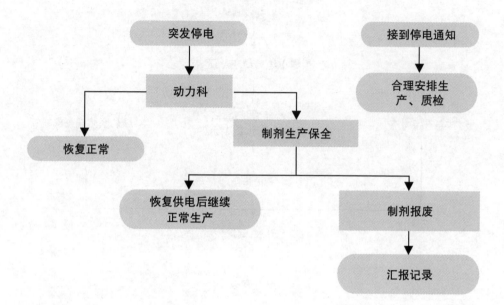

十九、临床药学与实验室停水停电事件处置流程图

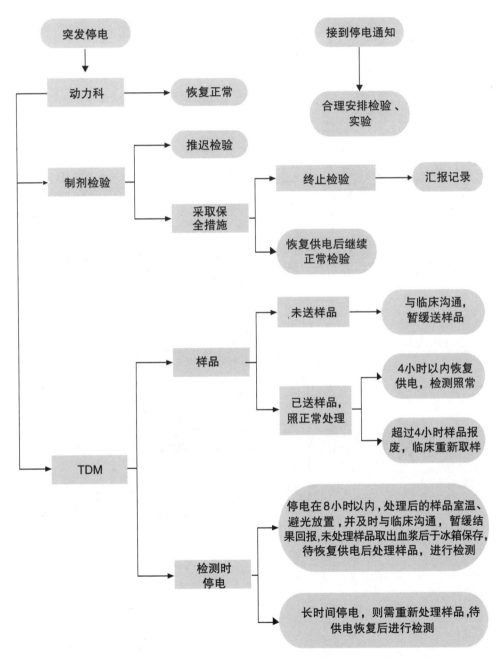

二十、药房停水停电事件处置流程图

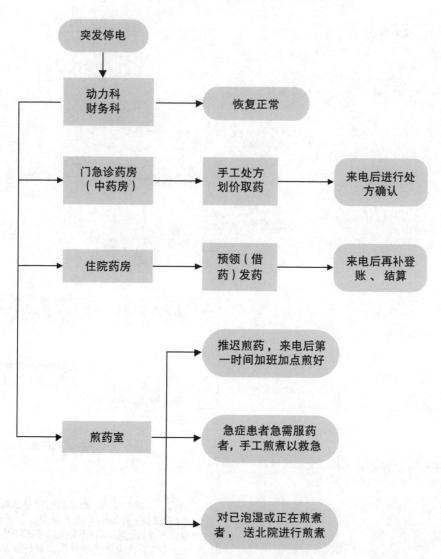

二十一、西药库房突发HIS系统瘫痪事件处置流程图

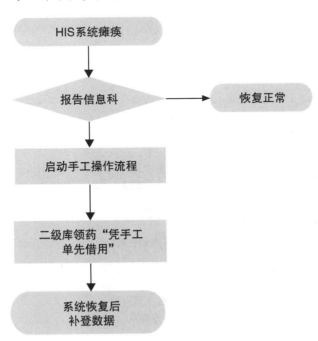

二十二、药房突发HIS系统瘫痪事件处置流程图

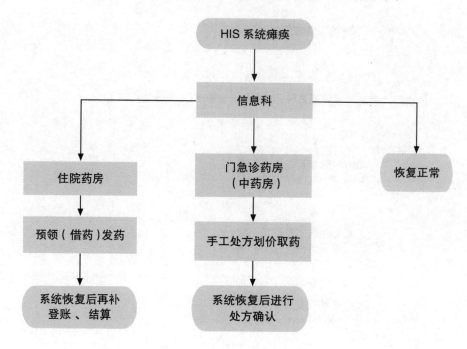

二十三、药品质量事件处置流程图

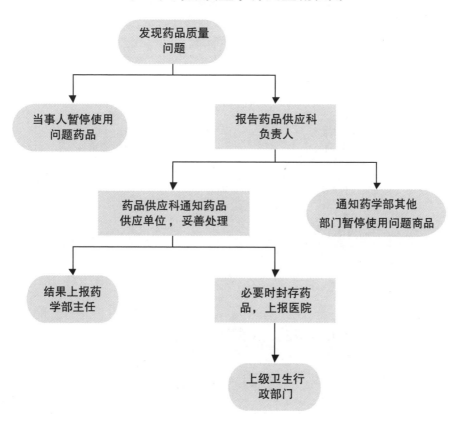

二十四、药品不良反应事件处置流程图

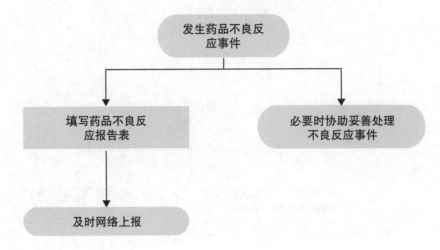

二十五、错发、错配药品事件处置流程图

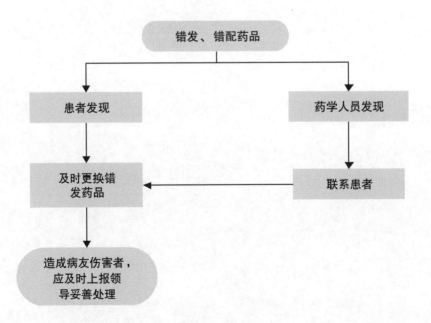

二十六、一般药品不良反应监测流程图

医师、药师或护士发现药品不良反应

↓

住院患者于电子病历系统中及时填写
《药品不良反应／事件报告表》
门急诊患者填写纸质报告表

↓

住院患者ADR报告表于电子病历系统直接提交，
门急诊患者交至门急诊药房

↓

临床药师收到《药品不良反应／事件报告
表》，核对，做出关联性评价

↓

30天内上报至国家药品不良反应
监测中心

↓

整理、季度分析

↓

年度总结分析，装订

二十七、严重药品不良反应监测流程图

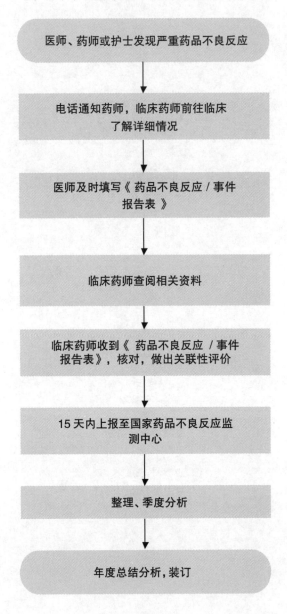

医师、药师或护士发现严重药品不良反应

电话通知药师，临床药师前往临床
了解详细情况

医师及时填写《药品不良反应／事件
报告表》

临床药师查阅相关资料

临床药师收到《药品不良反应／事件
报告表》，核对，做出关联性评价

15天内上报至国家药品不良反应监
测中心

整理、季度分析

年度总结分析，装订

二十八、药品被盗事件处置流程图

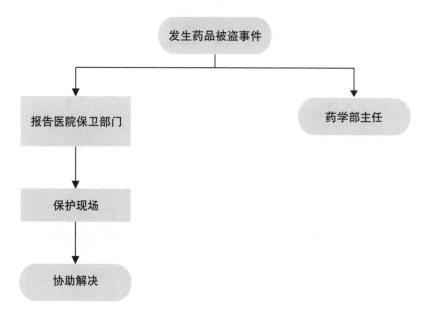

二十九、节假日及夜间应急工作处置流程图

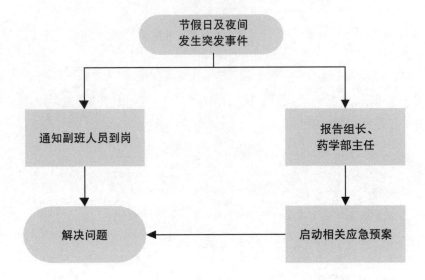

三十、药学部应对门诊患者流量变化处置流程图

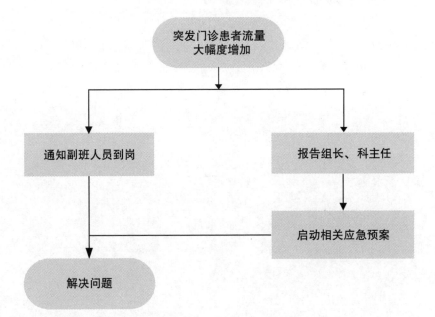

三十一、特殊管理药品应急预案流程图

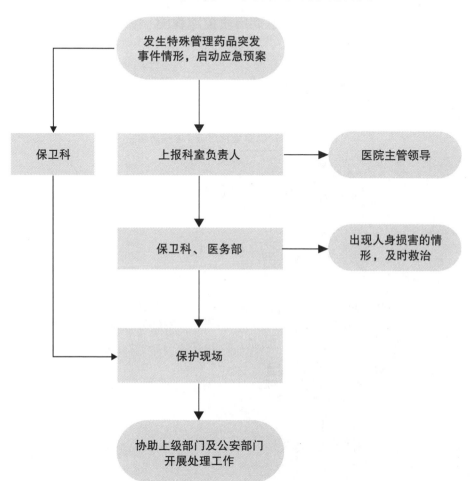

第七章 病案质量工作管理流程图

一、环节病历质控流程图

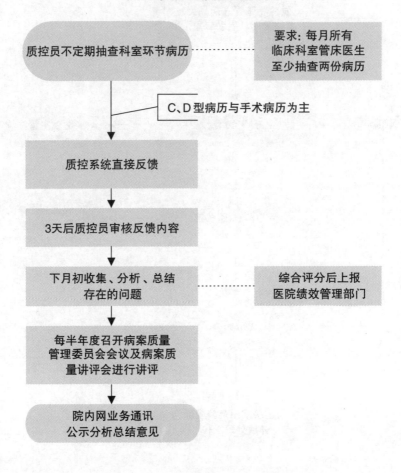

质控员不定期抽查科室环节病历 ┈┈┈ 要求: 每月所有临床科室管床医生至少抽查两份病历

C、D 型病历与手术病历为主

↓

质控系统直接反馈

↓

3天后质控员审核反馈内容

↓

下月初收集、分析、总结存在的问题 ┈┈┈ 综合评分后上报医院绩效管理部门

↓

每半年度召开病案质量管理委员会会议及病案质量讲评会进行讲评

↓

院内网业务通讯公示分析总结意见

二、临床路径病历管理流程图

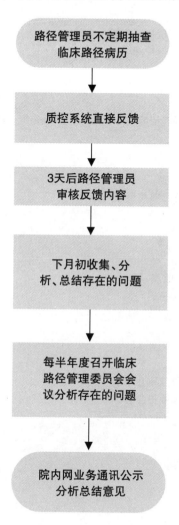

路径管理员不定期抽查
临床路径病历

质控系统直接反馈

3天后路径管理员
审核反馈内容

下月初收集、分
析、总结存在的问题

每半年度召开临床
路径管理委员会会
议分析存在的问题

院内网业务通讯公示
分析总结意见

三、单病种病历管理流程图

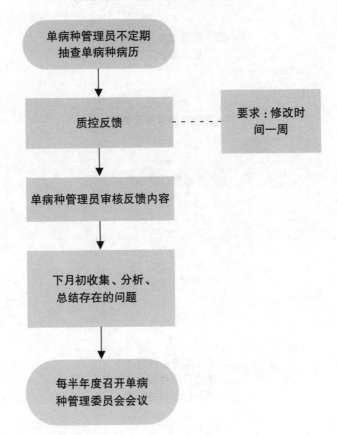

四、死亡病历质量管理流程图

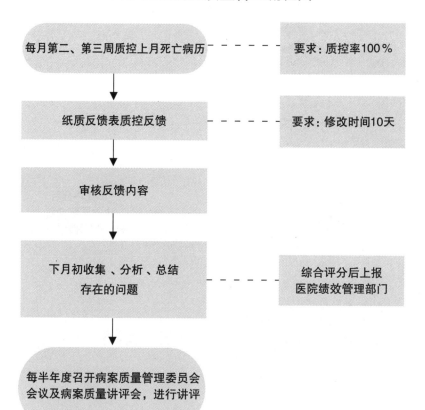

五、医技报告单管理流程图

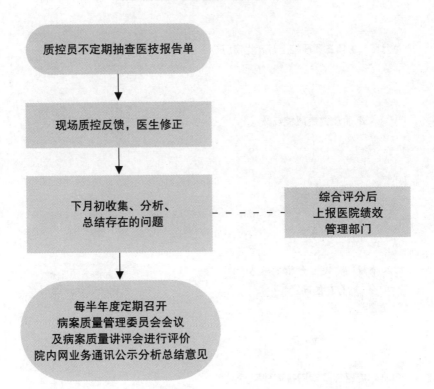

六、病例首页质量管理流程图

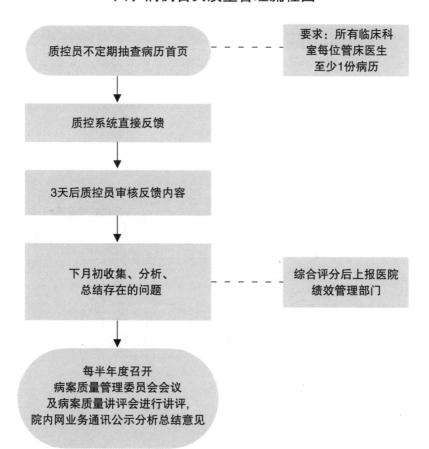

七、门诊、急诊留观病历质量管理流程图

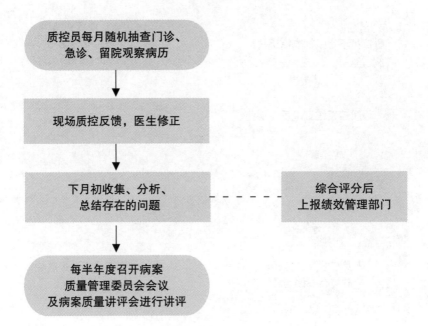

八、临床路径工作流程图

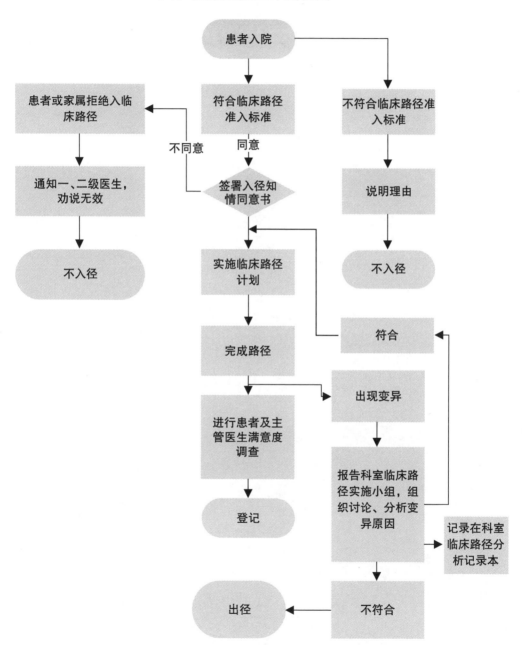

第二篇
行政工作管理流程图

第八章　　院务工作管理流程图

一、 发文流程图

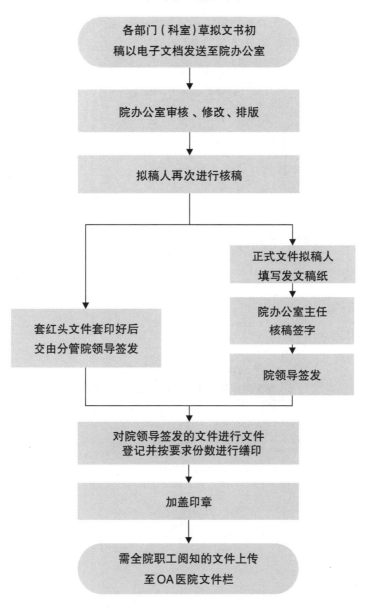

二、收文流程图

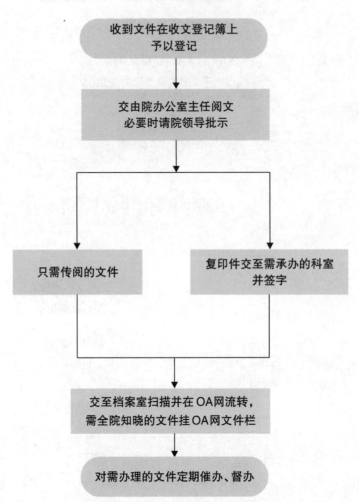

三、接待工作流程图

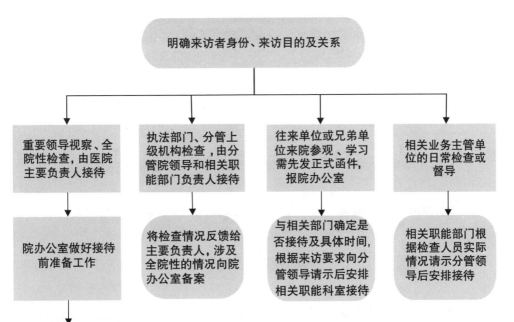

明确来访者身份、来访目的及关系

| 重要领导视察、全院性检查,由医院主要负责人接待 | 执法部门、分管上级机构检查,由分管院领导和相关职能部门负责人接待 | 往来单位或兄弟单位来院参观、学习需先发正式函件,报院办公室 | 相关业务主管单位的日常检查或督导 |

院办公室做好接待前准备工作

将检查情况反馈给主要负责人,涉及全院性的情况向院办公室备案

与相关部门确定是否接待及具体时间,根据来访要求向分管领导请示后安排相关职能科室接待

相关职能部门根据检查人员实际情况请示分管领导后安排接待

汇报材料、会场布置、车辆安排 基础服务设施 、会场灯光、音响、院内环境卫生 、交通疏导

收集整理相关资料,重要情况汇总后报主要负责人

四、会议接待流程图

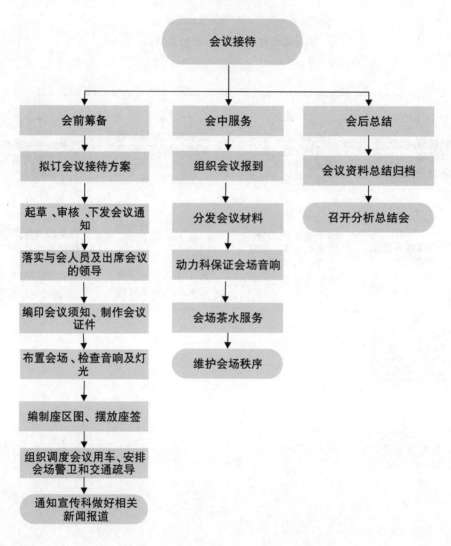

会议接待

| 会前筹备 | 会中服务 | 会后总结 |

会前筹备 → 拟订会议接待方案 → 起草、审核、下发会议通知 → 落实与会人员及出席会议的领导 → 编印会议须知、制作会议证件 → 布置会场、检查音响及灯光 → 编制座区图、摆放座签 → 组织调度会议用车、安排会场警卫和交通疏导 → 通知宣传科做好相关新闻报道

会中服务 → 组织会议报到 → 分发会议材料 → 动力科保证会场音响 → 会场茶水服务 → 维护会场秩序

会后总结 → 会议资料总结归档 → 召开分析总结会

五、召开院周会流程图

确定时间，发布通知
(OA网、微信群通知)

↓

收集发言主题，拟定周会议程
交办公室主任

↓

会场准备：矿泉水 、调试
音响、电脑 、考勤系统

↓

做好考勤，记录请假
与缺勤人员名单，并做好会议记录

↓

次日早上传达会议精神

六、公章使用流程图

公章必须专人管理并落锁,公章管理责任人对需要盖章的材料认真审阅,确保内容正确无误

需要院领导签字的材料，使用人请院领导签字后予以盖章

无需院领导签字的材料,使用人持公章登记本请院领导签字后予以盖章

如为紧急材料院领导未能及时书面签字的,使用人须电话或短信请示得到批准后予以盖章,事后请院领导补签

七、公务车使用派车及维修流程图

（一）公务车派车流程图

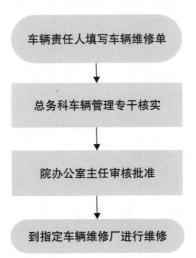

用车的科室提前将用车计划报院办公室

医院自有公务车

办公室派车管理员通知司机出车

出车后用车人填写公车登记表并签名

驾驶员回院后告知办公室派车管理员

医院公务车不在时，申请租车

用车部门或科室提出书面申请，负责人签字，院办主任审核签字

办公室派车管理员联系汽车租赁公司

回院后持发票带回与用车申请单交财务科

（二）公务车维修流程图

车辆责任人填写车辆维修单

总务科车辆管理专干核实

院办公室主任审核批准

到指定车辆维修厂进行维修

八、医院VI制作与刻制印章管理工作流程图

（一）VI制作流程图

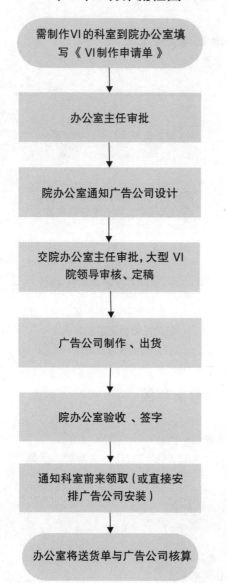

需制作VI的科室到院办公室填写《VI制作申请单》

↓

办公室主任审批

↓

院办公室通知广告公司设计

↓

交院办公室主任审批，大型 VI 院领导审核、定稿

↓

广告公司制作、出货

↓

院办公室验收、签字

↓

通知科室前来领取（或直接安排广告公司安装）

↓

办公室将送货单与广告公司核算

（二）刻制印章管理工作流程图

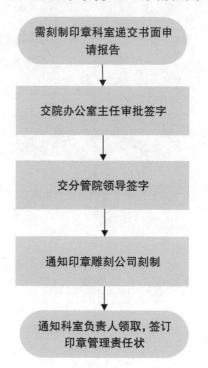

需刻制印章科室递交书面申请报告

↓

交院办公室主任审批签字

↓

交分管院领导签字

↓

通知印章雕刻公司刻制

↓

通知科室负责人领取，签订印章管理责任状

九、胸牌管理工作流程图

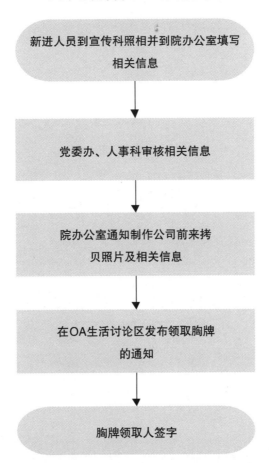

新进人员到宣传科照相并到院办公室填写相关信息

↓

党委办、人事科审核相关信息

↓

院办公室通知制作公司前来拷贝照片及相关信息

↓

在OA生活讨论区发布领取胸牌的通知

↓

胸牌领取人签字

十、机关后勤物资申领审核工作流程图

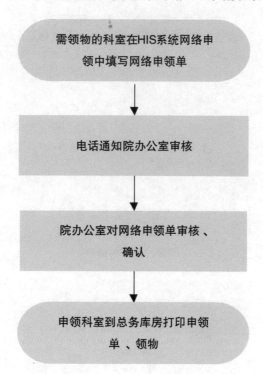

第九章　党务工作管理流程图

一、党委会流程图

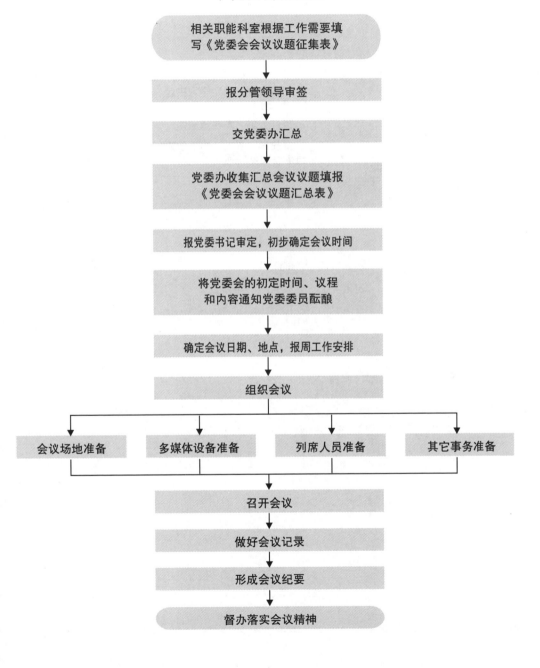

相关职能科室根据工作需要填写《党委会会议议题征集表》

报分管领导审签

交党委办汇总

党委办收集汇总会议议题填报《党委会会议议题汇总表》

报党委书记审定，初步确定会议时间

将党委会的初定时间、议程和内容通知党委委员酝酿

确定会议日期、地点，报周工作安排

组织会议

会议场地准备　　多媒体设备准备　　列席人员准备　　其它事务准备

召开会议

做好会议记录

形成会议纪要

督办落实会议精神

二、党委中心组学习流程图

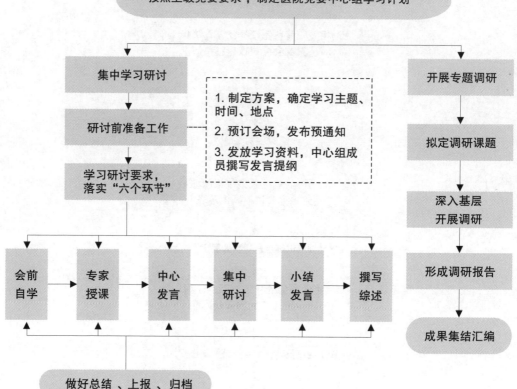

按照上级党委要求，制定医院党委中心组学习计划

集中学习研讨

研讨前准备工作

1. 制定方案，确定学习主题、时间、地点
2. 预订会场，发布预通知
3. 发放学习资料，中心组成员撰写发言提纲

学习研讨要求，落实"六个环节"

会前自学　专家授课　中心发言　集中研讨　小结发言　撰写综述

做好总结、上报、归档

开展专题调研

拟定调研课题

深入基层开展调研

形成调研报告

成果集结汇编

三、党代会流程图

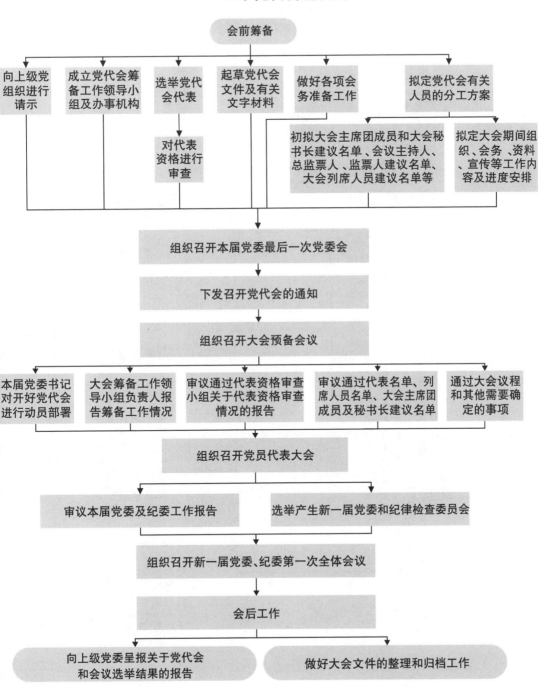

四、党员发展流程图

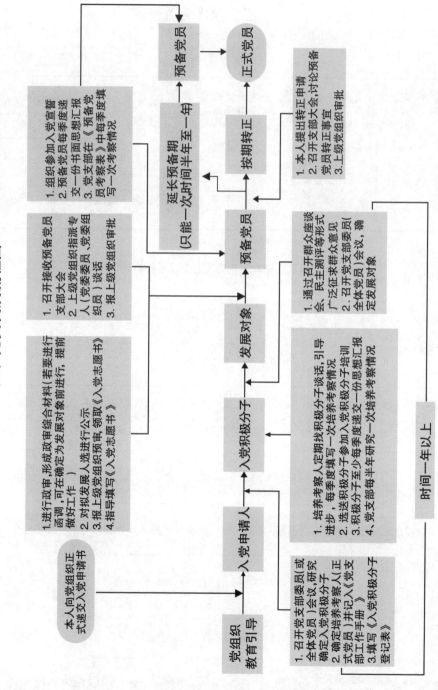

党组织
教育引导

本人向党组织正
式递交入党申请书

1. 召开党支部委员(或
全体党员)会议,研究
确定培养入党积极分子
2. 确定培养考察人(正
式党员)并记入《党支
部工作手册》
3. 填写《入党积极分子
登记表》

入党申请人

1. 进行政审,形成政审综合材料(若要进行
函调,可在确定为发展对象前进行,提前
做好工作)
2. 对拟发展人进行公示
3. 报上级党组领取《入党志愿书》
4. 指导填写《入党志愿书》

入党积极分子

1. 培养考察人定期找积极分子谈话,引导
进步,每季度填写一次培养考察情况
2. 选送积极分子参加入党积极分子培训
3. 积极分子至少每季度递交一份思想汇报
4. 党支部每半年研究一次培养考察情况

时间一年以上

发展对象

1. 通过召开群众座谈
会、民主测评等形式
广泛征求群众意见
2. 召开党支部委员、
全体党员)会议,确
定发展对象

预备党员

1. 召开接收预备党员
支部大会
2. 上级党组织指派专
人(党委委员、党委组
织员)谈话
3. 报上级党组织审批

1. 组织参加入党宣誓
2. 预备党员每季度递
交一份思想汇报
3. 党支部在《预备党
员考察表》中每季度填
写一次考察情况

延长预备期
(只能一次,时间半年至一年)

按期转正

1. 本人提出转正申请
2. 召开支部大会,讨论预备
党员转正事宜
3. 上级党组织审批

预备党员

正式党员

五、党组织关系转入流程图

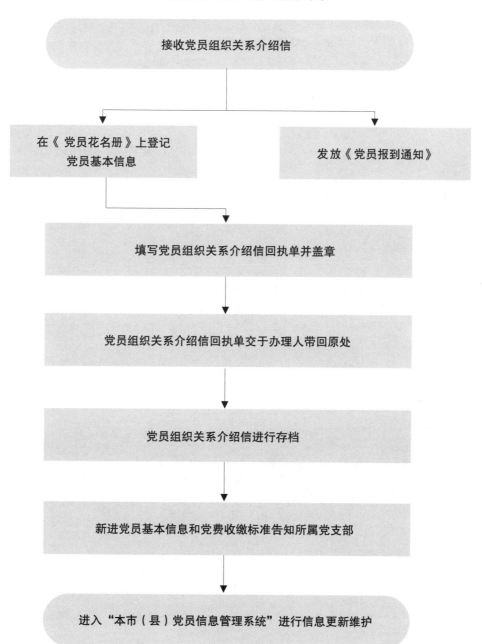

接收党员组织关系介绍信

在《党员花名册》上登记
党员基本信息

发放《党员报到通知》

填写党员组织关系介绍信回执单并盖章

党员组织关系介绍信回执单交于办理人带回原处

党员组织关系介绍信进行存档

新进党员基本信息和党费收缴标准告知所属党支部

进入"本市（县）党员信息管理系统"进行信息更新维护

六、党员组织关系转出流程图

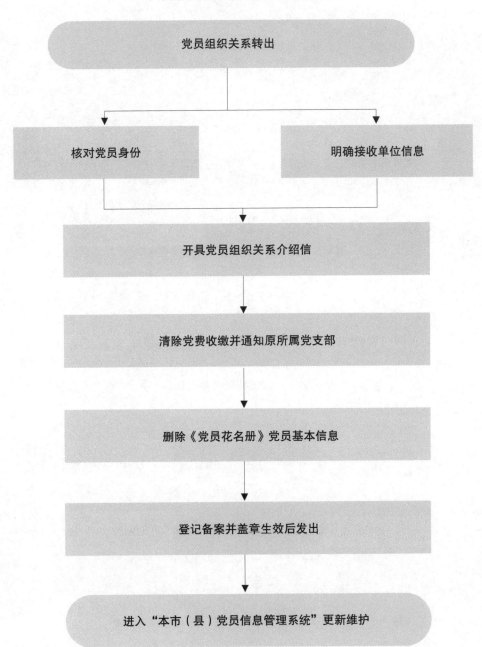

党员组织关系转出

核对党员身份　　　　明确接收单位信息

开具党员组织关系介绍信

清除党费收缴并通知原所属党支部

删除《党员花名册》党员基本信息

登记备案并盖章生效后发出

进入"本市（县）党员信息管理系统"更新维护

七、民主生活会召开流程图

根据上级党委要求和医院中心工作安排，确定会议主题、学习内容、会议时间和地点

针对民主生活会的主题，向全院各支部、科室征集意见，并进行意见汇总

向党委领导班子成员发民主生活会预备通知

会议的主题、召开时间、地点

会前需学习的内容、需准备的发言提纲和自我剖析材料

上级组织规定的民主生活会的相关要求

为领导班子成员准备、分发学习资料，并反馈收集、整理的意见或建议

向上级党委呈报召开民主生活会的请示，并邀请上级党委有关同志参加民主生活会

待上级党委批复同意后，向领导班子成员正式发出民主生活会会议通知

根据会议主题和收集到的意见，初拟领导班子对照检查材料，提交党委会审议

报周工作安排并布置会场，做好会务工作

由党委书记主持民主生活会，班子成员围绕主题发言，上级领导指导、点评，党委办主任列席会议并做好记录

会议结束后，根据班子成员的发言记录、剖析材料及收集到的意见，提出初步整改措施

会议结束后15天内，将民主生活会的所有资料汇编成册存档

八、组织生活会召开流程图

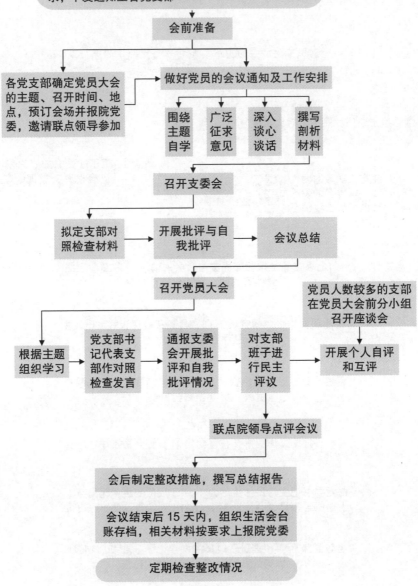

院党委统一部署，确定会议主题、学习内容、会议要求，下发通知至各党支部

会前准备

各党支部确定党员大会的主题、召开时间、地点，预订会场并报院党委，邀请联点领导参加

做好党员的会议通知及工作安排

围绕主题自学　广泛征求意见　深入谈心谈话　撰写剖析材料

召开支委会

拟定支部对照检查材料　开展批评与自我批评　会议总结

召开党员大会

党员人数较多的支部在党员大会前分小组召开座谈会

根据主题组织学习　党支部书记代表支部作对照检查发言　通报支委会开展批评和自我批评情况　对支部班子进行民主评议　开展个人自评和互评

联点院领导点评会议

会后制定整改措施，撰写总结报告

会议结束后 15 天内，组织生活会台账存档，相关材料按要求上报院党委

定期检查整改情况

九、民主评议党员流程图

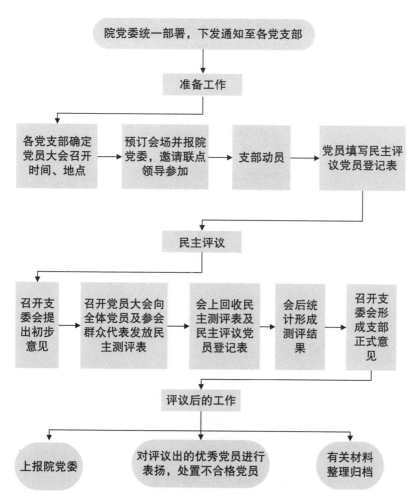

十、处理违纪党员流程图

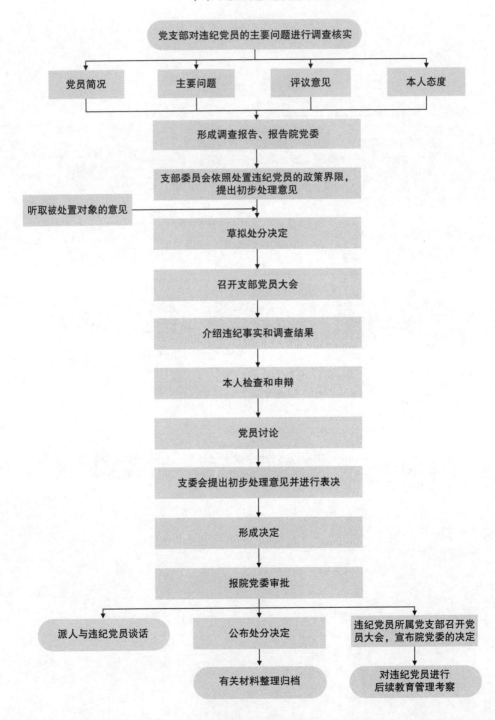

党支部对违纪党员的主要问题进行调查核实

| 党员简况 | 主要问题 | 评议意见 | 本人态度 |

形成调查报告、报告院党委

支部委员会依照处置违纪党员的政策界限，提出初步处理意见

听取被处置对象的意见

草拟处分决定

召开支部党员大会

介绍违纪事实和调查结果

本人检查和申辩

党员讨论

支委会提出初步处理意见并进行表决

形成决定

报院党委审批

派人与违纪党员谈话

公布处分决定

违纪党员所属党支部召开党员大会，宣布院党委的决定

有关材料整理归档

对违纪党员进行后续教育管理考察

十一、党支部书记年度述职流程图

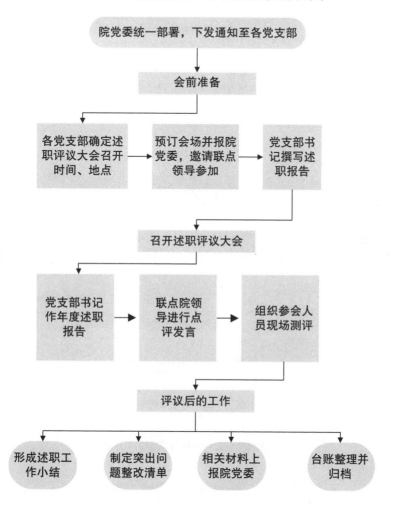

十二、中层干部聘任流程图

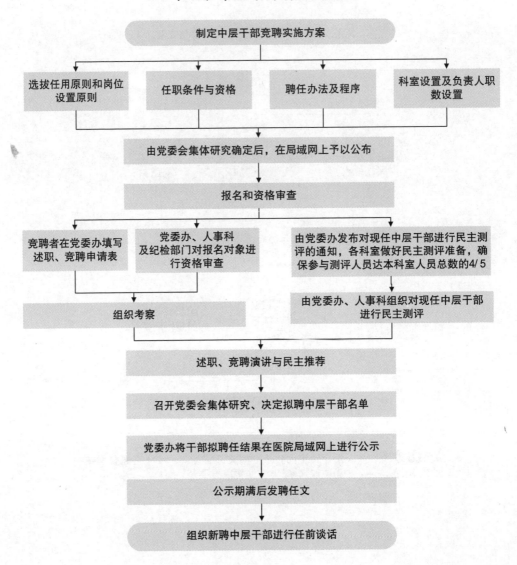

制定中层干部竞聘实施方案

选拔任用原则和岗位设置原则 | 任职条件与资格 | 聘任办法及程序 | 科室设置及负责人职数设置

由党委会集体研究确定后，在局域网上予以公布

报名和资格审查

竞聘者在党委办填写述职、竞聘申请表

党委办、人事科及纪检部门对报名对象进行资格审查

由党委办发布对现任中层干部进行民主测评的通知，各科室做好民主测评准备，确保参与测评人员达本科室人员总数的4/5

由党委办、人事科组织对现任中层干部进行民主测评

组织考察

述职、竞聘演讲与民主推荐

召开党委会集体研究、决定拟聘中层干部名单

党委办将干部拟聘任结果在医院局域网上进行公示

公示期满后发聘任文

组织新聘中层干部进行任前谈话

十三、干部因私出国（境）审批流程图

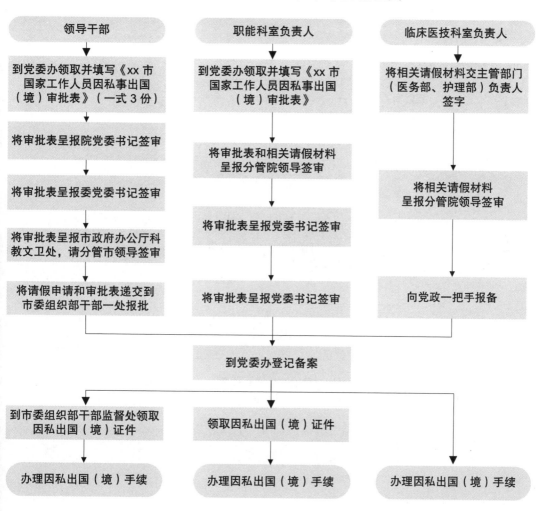

十四、社会监督员座谈会流程图

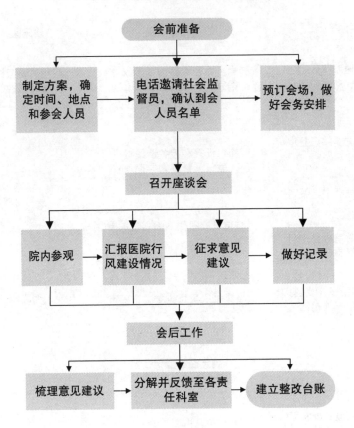

十五、（统战、青年）座谈会组织召开流程图

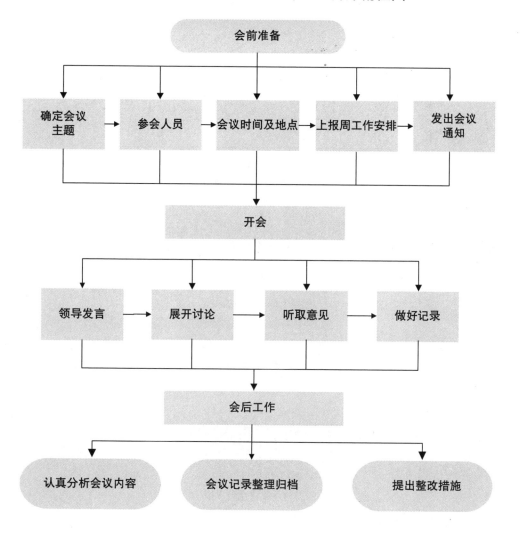

十六、文明创建流程图

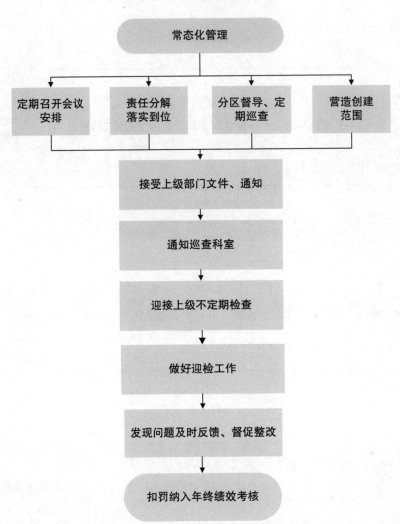

第十章 人力资源工作管理流程图

一、人力资源补充流程图

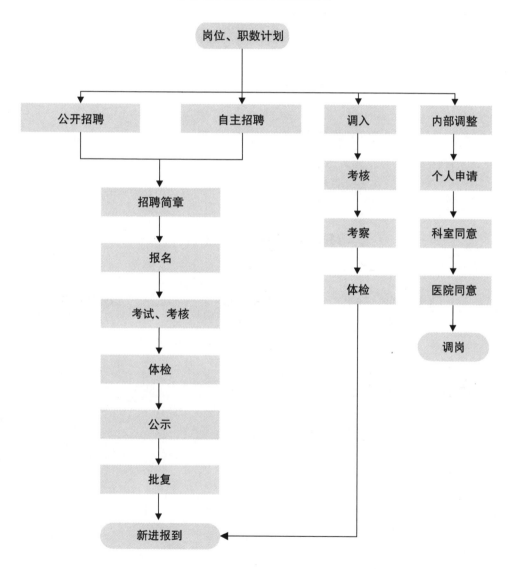

二、人力资源退出流程图

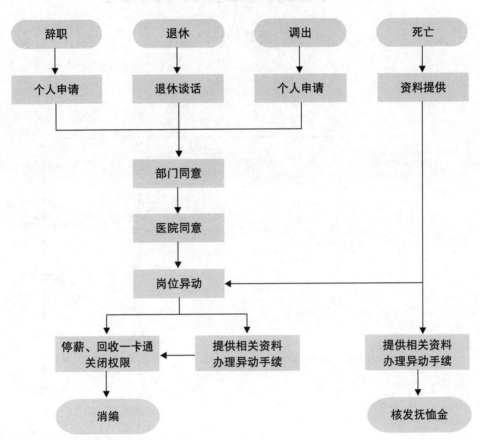

三、新进人员报到流程图

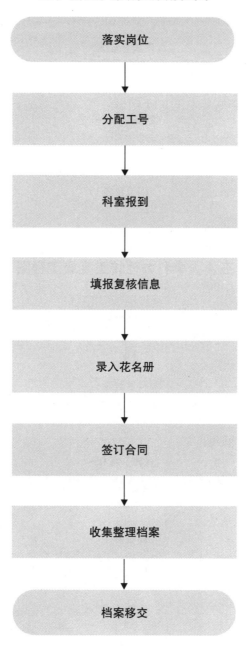

四、更改聘用合同续签流程图

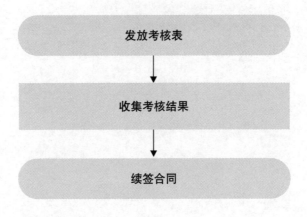

发放考核表

收集考核结果

续签合同

五、人事科办理转正定级流程图

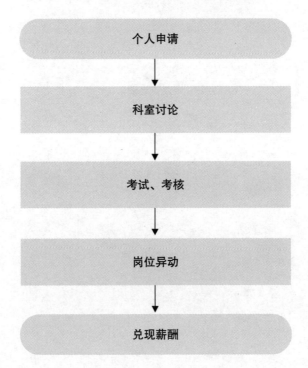

个人申请

科室讨论

考试、考核

岗位异动

兑现薪酬

六、职称申报流程图

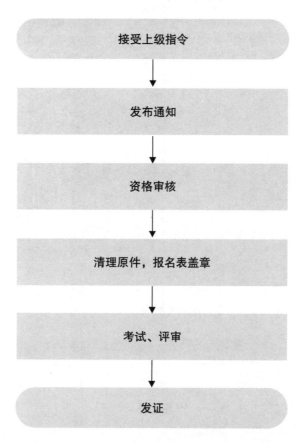

接受上级指令

发布通知

资格审核

清理原件，报名表盖章

考试、评审

发证

七、岗位聘任流程图

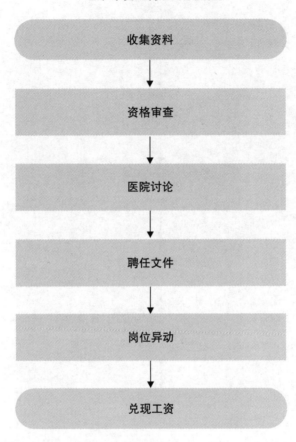

八、年度晋薪流程图

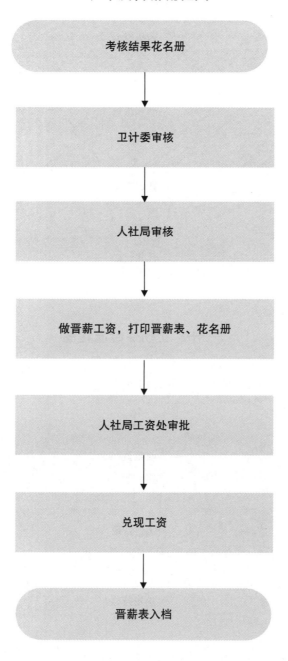

九、社会保险参保流程图

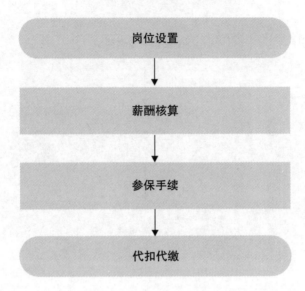

十、工伤保险流程图

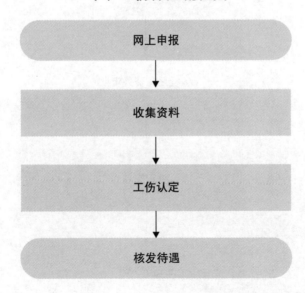

十一、岗前培训工作流程图

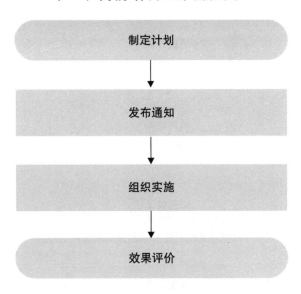

制定计划

发布通知

组织实施

效果评价

十二、年度考核工作流程图

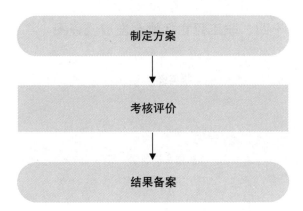

制定方案

考核评价

结果备案

十三、考勤管理流程图

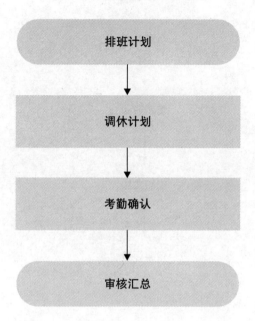

十四、职工死亡抚恤金发放流程图

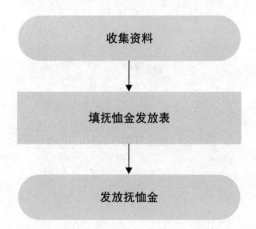

第十一章 综合评价工作管理流程图

一、各委员会管理和督导工作流程图

每个年度末督促各委员会总结本年度工作并制定来年工作计划

督促各委员定期召开会议，提前对会议议程及主要内容进行审核

定期召开医院质量与安全管理委员会会议，对医院质量、安全情况进行分析，不断探索提高质量和保障安全的方法和措施

定期或不定期对各管理委员会的质量与安全管理工作进行督查、指导、推进医院质量与安全管理持续改进

收集、汇总各委员会会议相关资料存档

协调处理与医院质量、安全管理有关的临时性工作

二、等级评审常态化管理工作流程图

认真收集省卫生计生委及各评审专家
对我院反馈的整改建议

将省卫生计生委反馈的整改建议按牵头部门进行分解，
明确持续整改部门，并挂网公示

收集各牵头部门针对整改建议
提出的整改措施（需主管院领导审核）

综合评价办审阅各部门整改措施，
并对各部门整改情况进行现场核查，评价整改效果

运用医院等级评审管理系统对医院等级评审
工作进行三级（综合评价办——牵头部门——
临床、医技科室）常态化、信息化管理

三、组织医院质量讲评工作流程图

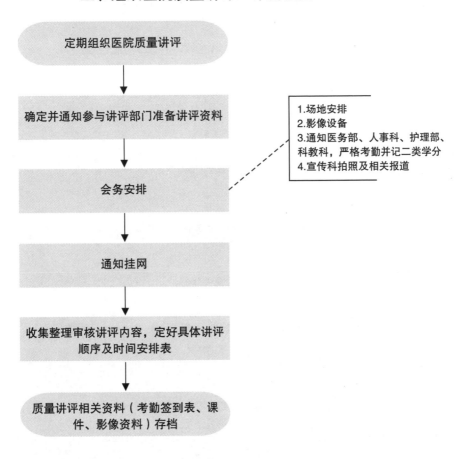

定期组织医院质量讲评

确定并通知参与讲评部门准备讲评资料

会务安排

1.场地安排
2.影像设备
3.通知医务部、人事科、护理部、科教科，严格考勤并记二类学分
4.宣传科拍照及相关报道

通知挂网

收集整理审核讲评内容，定好具体讲评顺序及时间安排表

质量讲评相关资料（考勤签到表、课件、影像资料）存档

第十二章　绩效工作管理流程图

一、绩效管理指标制定（修改）工作流程图

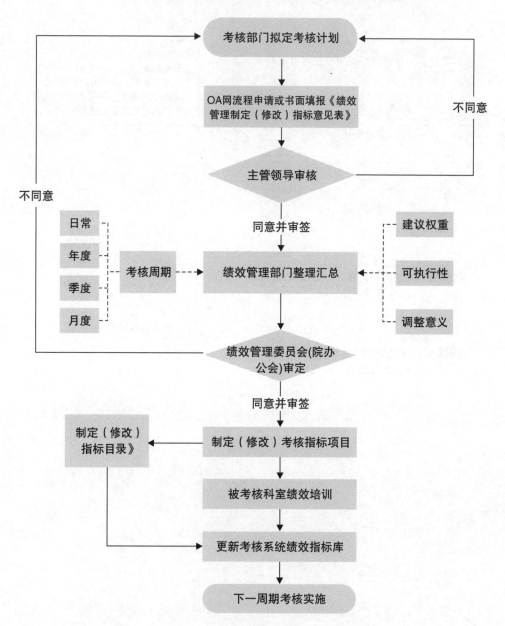

二、月度绩效考核流程图

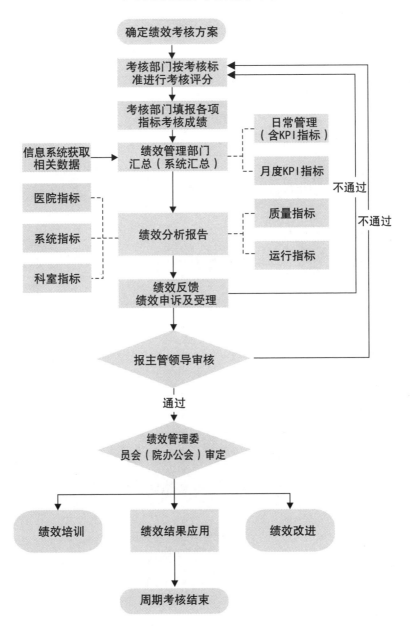

三、月度绩效分析流程图

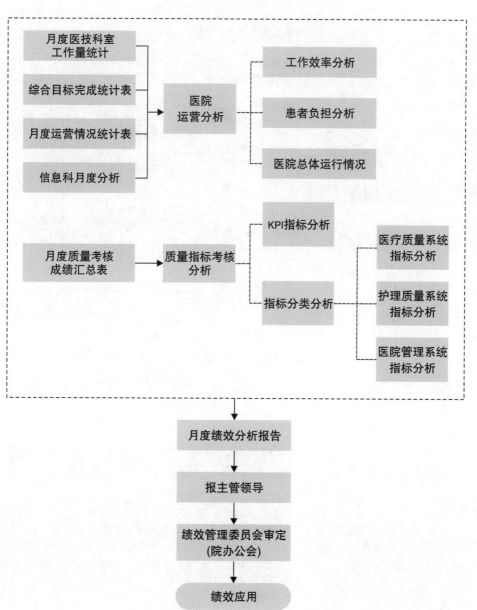

四、月度绩效反馈流程图

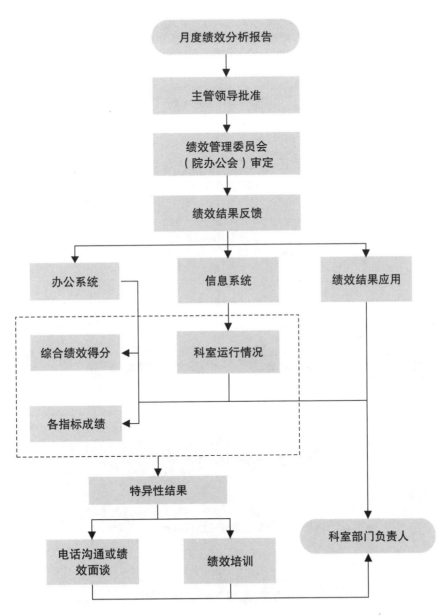

五、绩效培训流程图

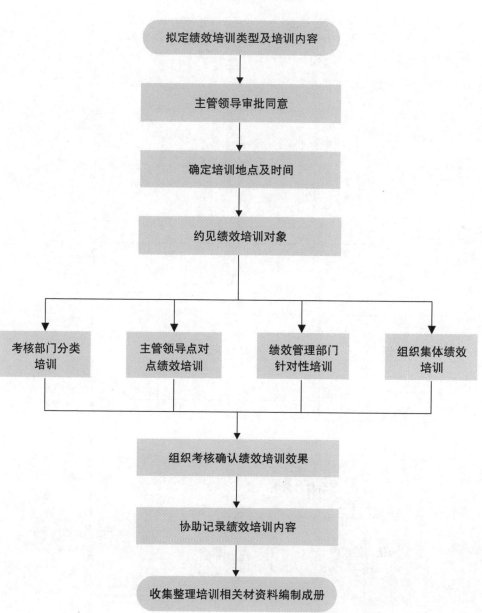

第十三章　科研教学工作管理流程图

一、各类学术会议流程图

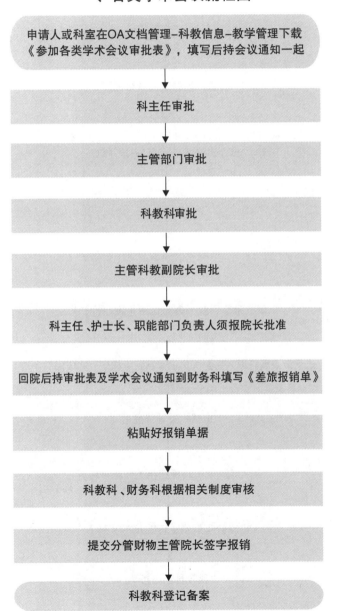

申请人或科室在OA文档管理–科教信息–教学管理下载《参加各类学术会议审批表》，填写后持会议通知一起

科主任审批

主管部门审批

科教科审批

主管科教副院长审批

科主任、护士长、职能部门负责人须报院长批准

回院后持审批表及学术会议通知到财务科填写《差旅报销单》

粘贴好报销单据

科教科、财务科根据相关制度审核

提交分管财物主管院长签字报销

科教科登记备案

二、外出进修流程图

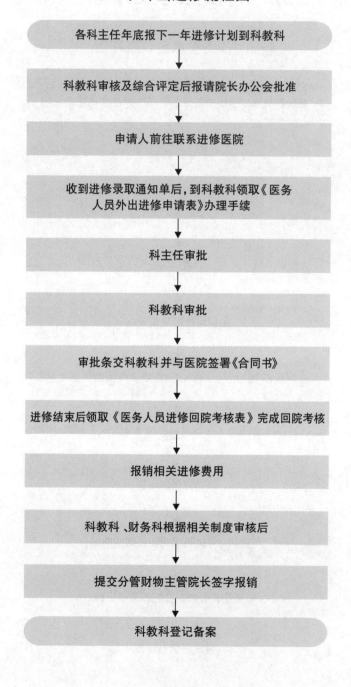

各科主任年底报下一年进修计划到科教科

科教科审核及综合评定后报请院长办公会批准

申请人前往联系进修医院

收到进修录取通知单后,到科教科领取《医务人员外出进修申请表》办理手续

科主任审批

科教科审批

审批条交科教科并与医院签署《合同书》

进修结束后领取《医务人员进修回院考核表》完成回院考核

报销相关进修费用

科教科、财务科根据相关制度审核后

提交分管财物主管院长签字报销

科教科登记备案

三、在职学历培训流程图

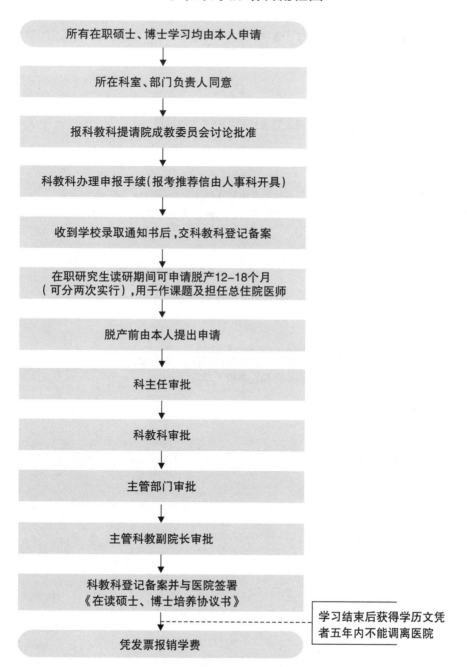

所有在职硕士、博士学习均由本人申请

所在科室、部门负责人同意

报科教科提请院成教委员会讨论批准

科教科办理申报手续（报考推荐信由人事科开具）

收到学校录取通知书后,交科教科登记备案

在职研究生读研期间可申请脱产12–18个月
（可分两次实行）,用于作课题及担任总住院医师

脱产前由本人提出申请

科主任审批

科教科审批

主管部门审批

主管科教副院长审批

科教科登记备案并与医院签署
《在读硕士、博士培养协议书》

学习结束后获得学历文凭
者五年内不能调离医院

凭发票报销学费

四、医院学术活动管理流程图

各临床、医技科室报学术活动计划
至科教科

↓

科教科统筹安排全年学术活动计划

↓

主讲科室或主办人应提前将学术讲座的内容、
主讲人、课件等资料以书面形式交科教科

↓

科教科发通知

↓

各临床、医技科室除值班人员外均需参加，
刷卡考勤，并授予二类学分

五、举办国家级、省级继续教育项目管理流程图

继续教育项目
统一由科教科管理

↓

主办科室
应事先将有关活动的主要内容、
参加人数等资料以书面形式交科教科

↓

科教科协助主办科室对内联系各部门，
对外协助各科室到上级部门办理各种手续、证书

↓

本院主办的继续教育项目医院财务科按规定协助提
供发票以及办理其它相关财务手续

↓

由本院主办的学术活动结束一周内，主办科室应向科教科上
交书面总结报告及通知书、活动议程 、讲义、学员名册等相
关资料

↓

由其他单位主办、本院协办的学术活动，本院协办部门或科
室应向科教科上交一份会议相关资料

↓

上述材料将作为申请年终奖励的原始凭证，如未及时、如实
提供上述材料，原则上，医院不予奖励

六、外来进修人员管理流程图

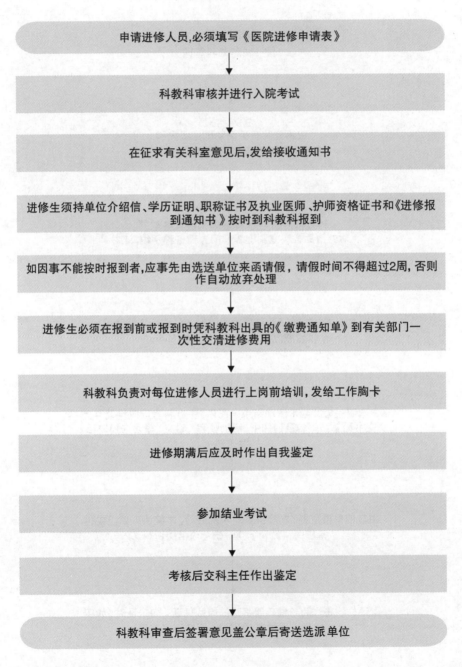

申请进修人员,必须填写《医院进修申请表》

科教科审核并进行入院考试

在征求有关科室意见后,发给接收通知书

进修生须持单位介绍信、学历证明、职称证书及执业医师、护师资格证书和《进修报到通知书》按时到科教科报到

如因事不能按时报到者,应事先由选送单位来函请假, 请假时间不得超过2周, 否则作自动放弃处理

进修生必须在报到前或报到时凭科教科出具的《缴费通知单》到有关部门一次性交清进修费用

科教科负责对每位进修人员进行上岗前培训,发给工作胸卡

进修期满后应及时作出自我鉴定

参加结业考试

考核后交科主任作出鉴定

科教科审查后签署意见盖公章后寄送选派单位

七、科研项目申报管理流程图

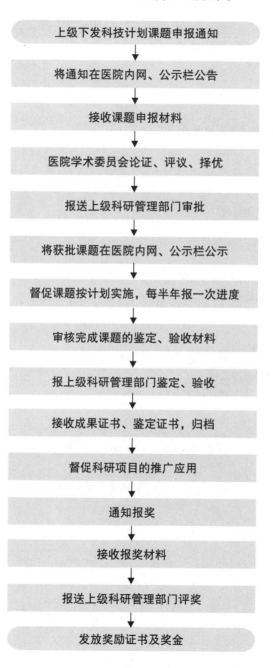

上级下发科技计划课题申报通知

将通知在医院内网、公示栏公告

接收课题申报材料

医院学术委员会论证、评议、择优

报送上级科研管理部门审批

将获批课题在医院内网、公示栏公示

督促课题按计划实施，每半年报一次进度

审核完成课题的鉴定、验收材料

报上级科研管理部门鉴定、验收

接收成果证书、鉴定证书，归档

督促科研项目的推广应用

通知报奖

接收报奖材料

报送上级科研管理部门评奖

发放奖励证书及奖金

八、科研项目验收管理流程图

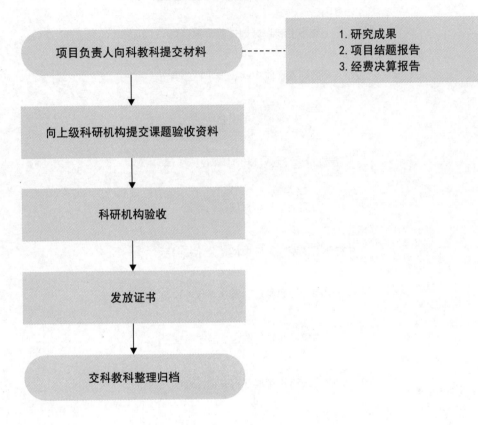

九、科技成果管理流程图

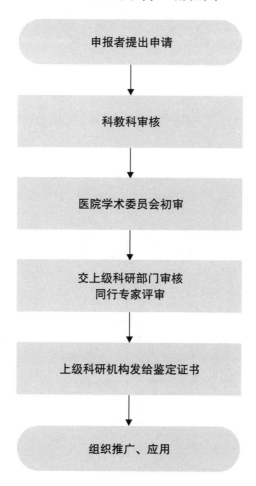

十、专利发明管理流程图

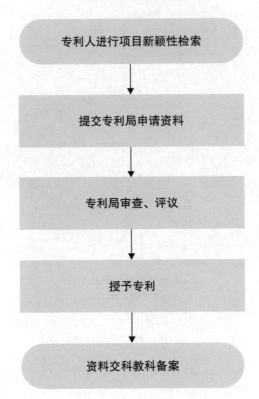

专利人进行项目新颖性检索

提交专利局申请资料

专利局审查、评议

授予专利

资料交科教科备案

十一、科研课题经费审批和报销管理流程图

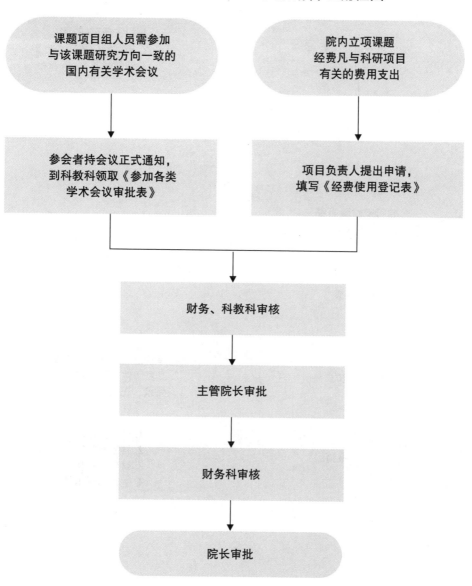

课题项目组人员需参加
与该课题研究方向一致的
国内有关学术会议

院内立项课题
经费凡与科研项目
有关的费用支出

参会者持会议正式通知，
到科教科领取《参加各类
学术会议审批表》

项目负责人提出申请，
填写《经费使用登记表》

财务、科教科审核

主管院长审批

财务科审核

院长审批

十二、学术论文管理流程图

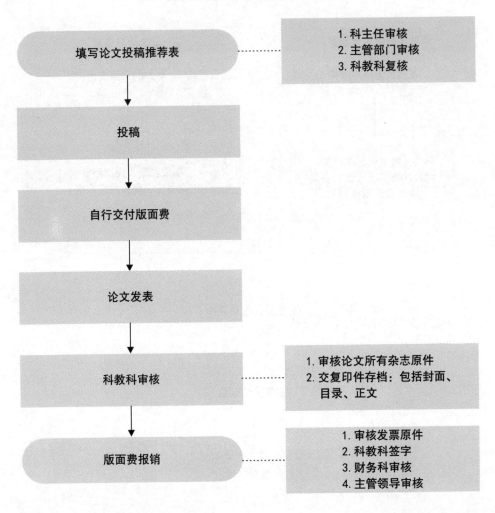

十三、临床医学专业学位硕士研究生培养管理流程图

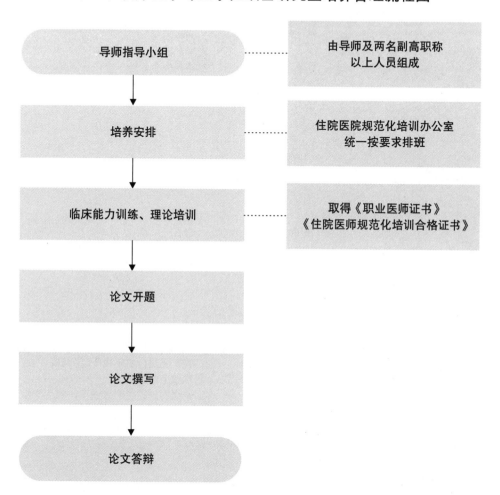

十四、临床医学硕士研究生管理流程图

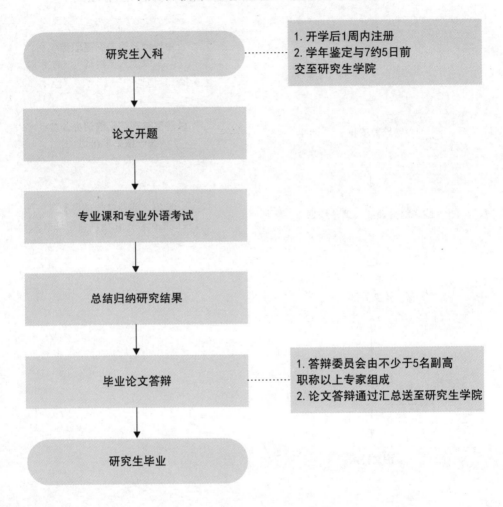

研究生入科 ┄┄┄┄ 1. 开学后1周内注册
2. 学年鉴定与7约5日前交至研究生学院

↓

论文开题

↓

专业课和专业外语考试

↓

总结归纳研究结果

↓

毕业论文答辩 ┄┄┄┄ 1. 答辩委员会由不少于5名副高职称以上专家组成
2. 论文答辩通过汇总送至研究生学院

↓

研究生毕业

十五、研究生考勤管理权限流程图

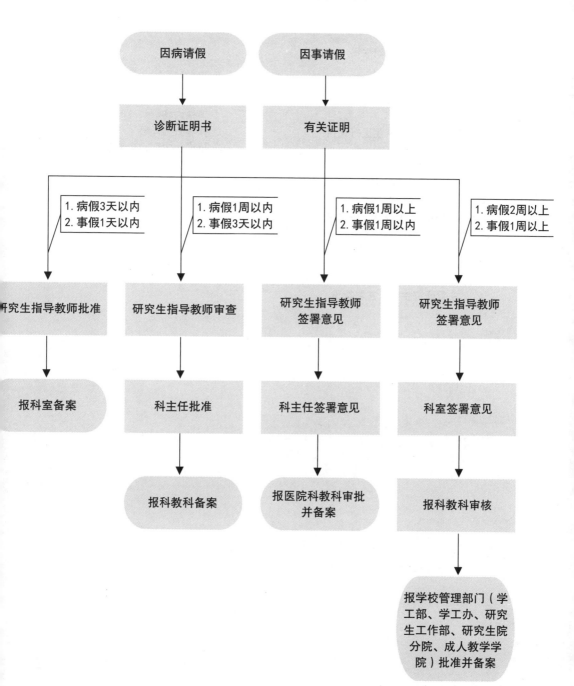

十六、研究生中期筛选考核流程图

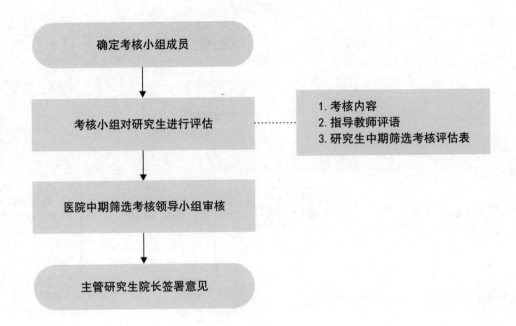

十七、学历硕士学位论文答辩流程图

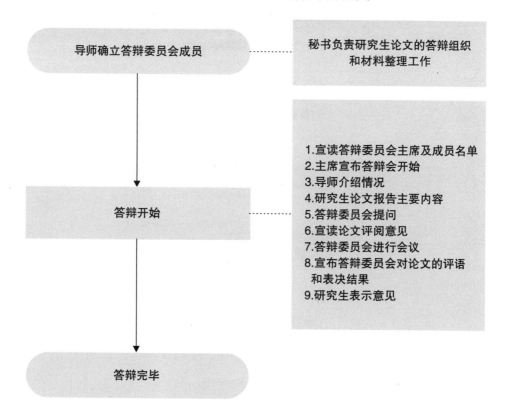

十八、住院医师培训流程图

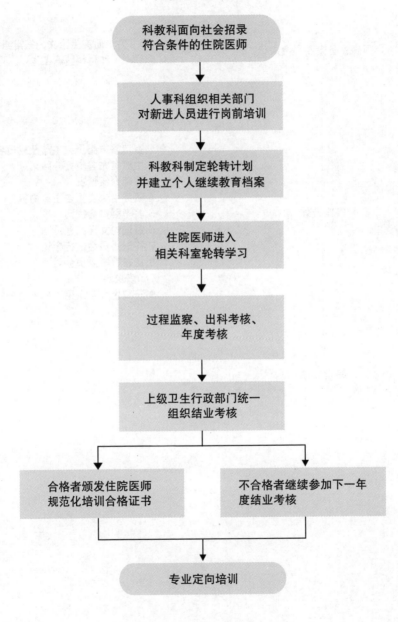

科教科面向社会招录
符合条件的住院医师

人事科组织相关部门
对新进人员进行岗前培训

科教科制定轮转计划
并建立个人继续教育档案

住院医师进入
相关科室轮转学习

过程监察、出科考核、
年度考核

上级卫生行政部门统一
组织结业考核

合格者颁发住院医师
规范化培训合格证书

不合格者继续参加下一年
度结业考核

专业定向培训

十九、住院医师规范化培训管理流程图

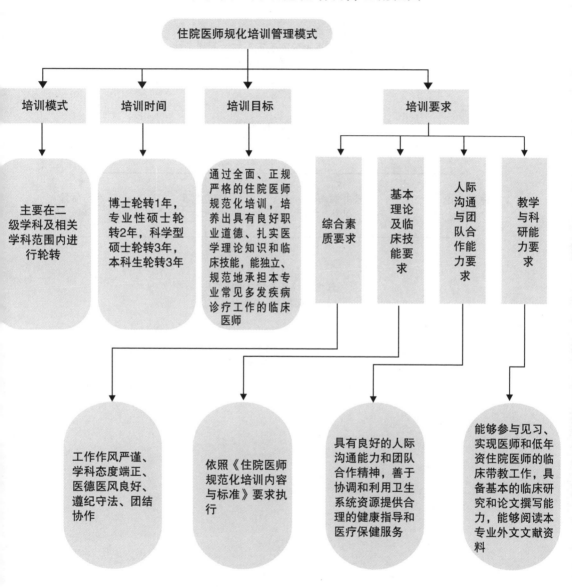

二十、住院医师规范化培训年度考核流程图

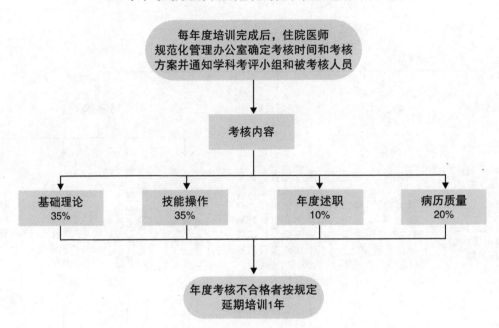

二十一、住院医师规范化培训出科考核流程图

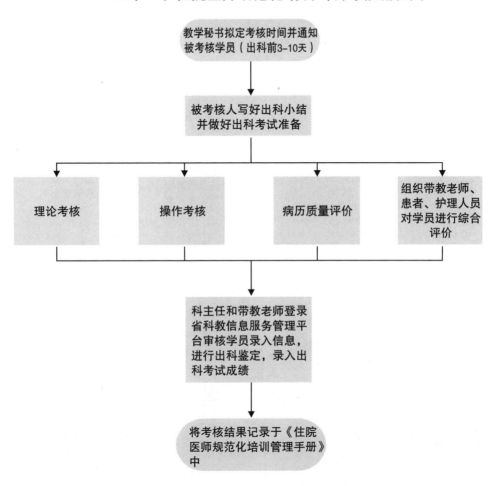

二十二、住院医师规范化培训考核流程图

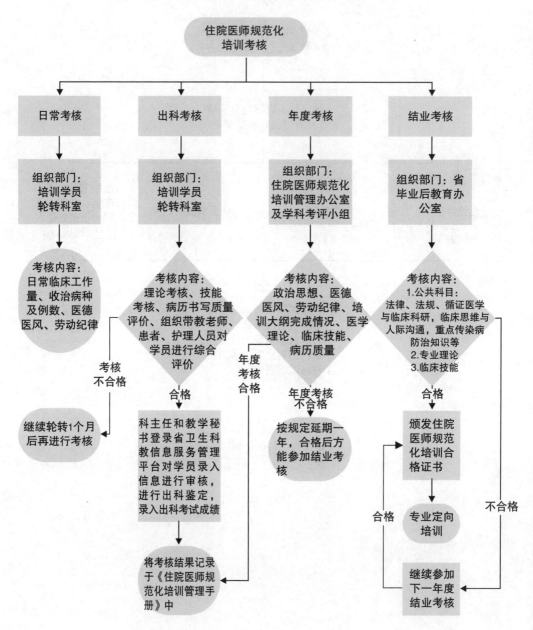

第十四章 监察与审计工作管理流程图

一、群众来信、来访及市民12345服务热线调查处理流程图

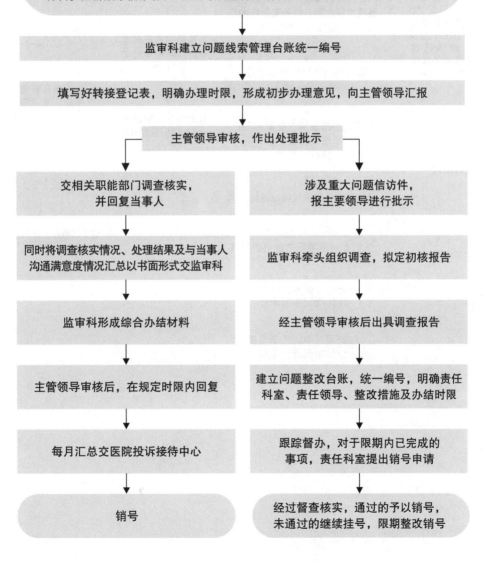

医院纪检监察部门受理或上级纪检监察机构交办的，反映党组织、党员、行政监察对象和医院工作人员涉嫌违反党的纪律、行政纪律和国家法律法规的线索材料。如群众来信来访、12345市民服务热线、投诉等

↓

监审科建立问题线索管理台账统一编号

↓

填写好转接登记表，明确办理时限，形成初步办理意见，向主管领导汇报

↓

主管领导审核，作出处理批示

交相关职能部门调查核实，并回复当事人

涉及重大问题信访件，报主要领导进行批示

↓

同时将调查核实情况、处理结果及与当事人沟通满意度情况汇总以书面形式交监审科

监审科牵头组织调查，拟定初核报告

↓

监审科形成综合办结材料

经主管领导审核后出具调查报告

↓

主管领导审核后，在规定时限内回复

建立问题整改台账，统一编号，明确责任科室、责任领导、整改措施及办结时限

↓

每月汇总交医院投诉接待中心

跟踪督办，对于限期内已完成的事项，责任科室提出销号申请

↓

销号

经过督查核实，通过的予以销号，未通过的继续挂号，限期整改销号

二、药品、物资采购、招标项目监督流程图

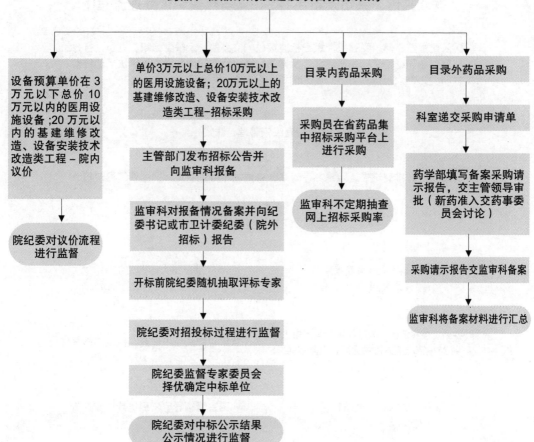

药品、物品采购及建设项目招标采购

设备预算单价在3万元以下总价10万元以内的医用设施设备;20万元以内的基建维修改造、设备安装技术改造类工程－院内议价

院纪委对议价流程进行监督

单价3万元以上总价10万元以上的医用设施设备;20万元以上的基建维修改造、设备安装技术改造类工程-招标采购

主管部门发布招标公告并向监审科报备

监审科对报备情况备案并向纪委书记或市卫计委纪委（院外招标）报告

开标前院纪委随机抽取评标专家

院纪委对招投标过程进行监督

院纪委监督专家委员会择优确定中标单位

院纪委对中标公示结果公示情况进行监督

目录内药品采购

采购员在省药品集中招标采购平台上进行采购

监审科不定期抽查网上招标采购率

目录外药品采购

科室递交采购申请单

药学部填写备案采购请示报告，交主管领导审批（新药准入交药事委员会讨论）

采购请示报告交监审科备案

监审科将备案材料进行汇总

三、基建维修审计流程图

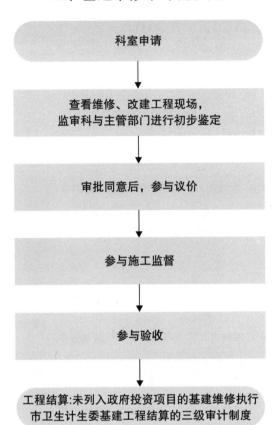

科室申请

查看维修、改建工程现场，
监审科与主管部门进行初步鉴定

审批同意后，参与议价

参与施工监督

参与验收

工程结算:未列入政府投资项目的基建维修执行
市卫生计生委基建工程结算的三级审计制度

四、专项审计流程图

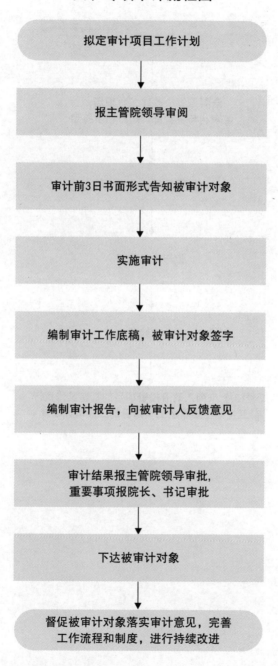

拟定审计项目工作计划

报主管院领导审阅

审计前3日书面形式告知被审计对象

实施审计

编制审计工作底稿，被审计对象签字

编制审计报告，向被审计人反馈意见

审计结果报主管院领导审批，
重要事项报院长、书记审批

下达被审计对象

督促被审计对象落实审计意见，完善
工作流程和制度，进行持续改进

五、人事、研究生招录监督工作流程图

人事、研究生招录

监审科与主管部门根据相关文件要求，共同在专家库中随机抽取出题专家

与主管部门、出题专家共同签署《责任状》专家从试题库中选题按要求制作试卷

监督试卷制作、印制、封存全过程

开考前与主管部门将封存的试卷送至各考场

由抽签序号为1的考生验证笔试试卷密封性并签名见证试题的拆封，由抽签序号为1的考生抽取操作考试项目

笔试、面试、操作现场监督

考试结束，监督试卷、评分表等资料密封

监督现场核分、统分

监督结果公示情况

第十五章　医保工作管理流程图

一、特殊病种门诊办理医保流程图

参保患者申报

每月（节假日除外）持申请者身份证复印件、一寸免冠近照两张、加盖所住医院医保科或病案室公章的病史资料（包括原始门诊病历、住院病历首页、疾病诊断证明书及出院记录、近期相关的检查、检验报告单等）。以上资料全部是半年之内的到医保科申请，并填写《特殊病种门诊医疗审批表》(以下简称《审批表》)

初审鉴定

组织院内专家进行初审鉴定，并将符合特殊病种确认标准的病史资料整理后在《审批表》上签署意见并加盖公章，送人社厅、局专家委员会办公室

专家集中评审及结果通知

专家委员会办公室对医院报送的《审批表》及相关资料进行复核，组织相应专家进行集中评审，并将审定结果通知医保经办机构和医院医保科，由医院医保科统一到医保经办机构办理《特殊病种门诊专用病历》及费用控制指标核定等手续，并于每月将专用病历及病史资料发放给参保患者

待遇享受

评审通过的参保患者，从批准之日起即可享受相应特殊病种门诊医保待遇，凭《特殊病种门诊专用病历》到指定医院进行门诊治疗、购药或到定点药店购药

二、生育保险定点备案流程图

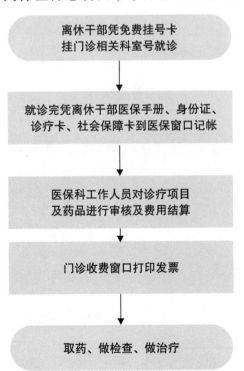

参保人员孕5月后凭生育证及身份证
到医保窗口办理生育定点备案

↓

在医保系统生育备案登记申请中填写
相关信息并保存相关信息（市医保
参保人员上交身份证及生育证复印件）

↓

等待医保中心生育保险科审核

↓

审核成功，生育备案完成

三、离休医保患者门诊诊疗办理医保流程图

离休干部凭免费挂号卡
挂门诊相关科室号就诊

↓

就诊完凭离休干部医保手册、身份证、
诊疗卡、社会保障卡到医保窗口记帐

↓

医保科工作人员对诊疗项目
及药品进行审核及费用结算

↓

门诊收费窗口打印发票

↓

取药、做检查、做治疗

第十六章　采购工作管理流程图

一、医疗仪器设备采购流程图

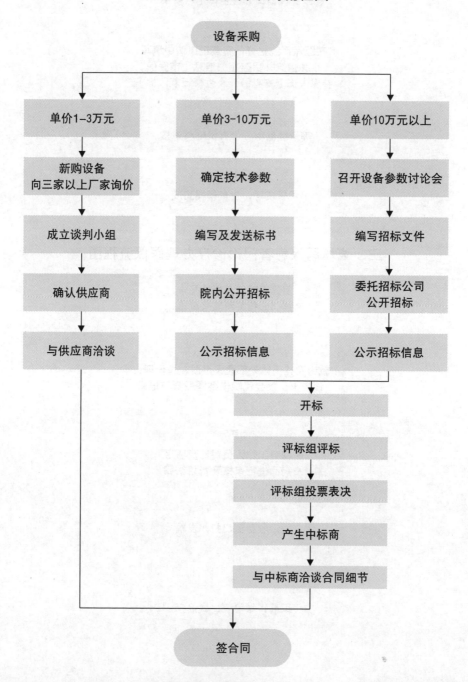

二、新购固定资产验收流程图

（一）新购医学装备采购验收SOP流程图

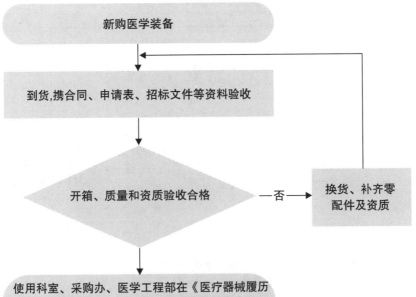

（二）新购总务类的固定资产验收SOP流程图

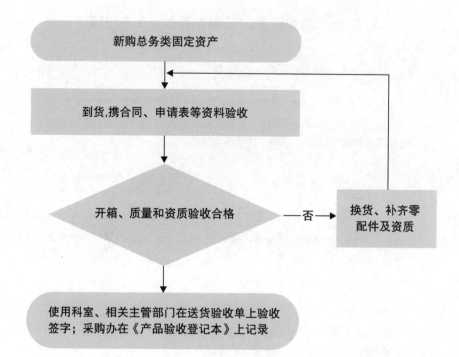

三、耗材、试剂及总务物资采购流程图

（一）常规物资采购流程图

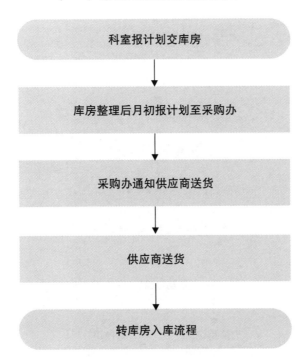

（二）耗材、试剂临时采购流程图

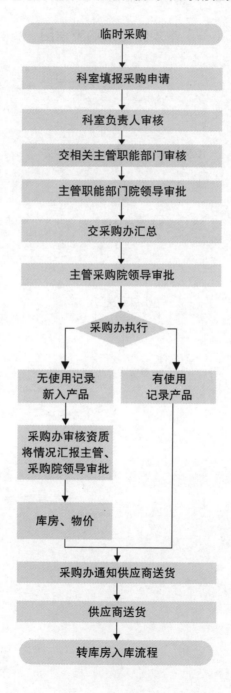

（三）总务物资临时采购流程图

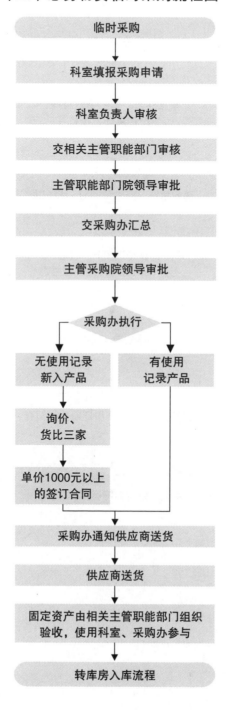

四、医用材料及检验试剂资质证照审核工作流程图

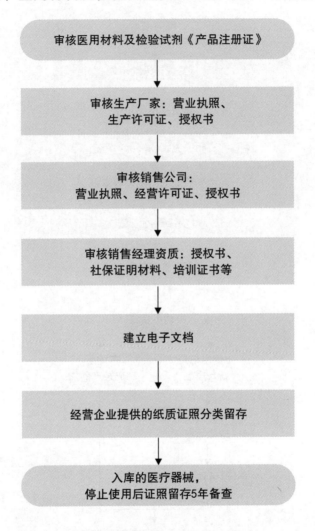

审核医用材料及检验试剂《产品注册证》

审核生产厂家：营业执照、
生产许可证、授权书

审核销售公司：
营业执照、经营许可证、授权书

审核销售经理资质：授权书、
社保证明材料、培训证书等

建立电子文档

经营企业提供的纸质证照分类留存

入库的医疗器械，
停止使用后证照留存5年备查

五、采购资料归档工作流程图

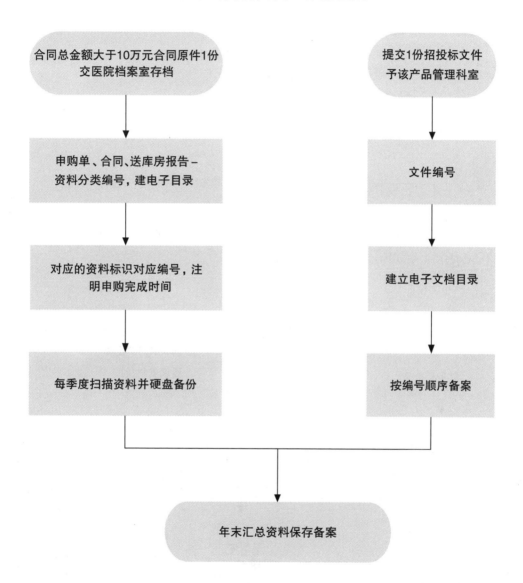

合同总金额大于10万元合同原件1份
交医院档案室存档

提交1份招投标文件
予该产品管理科室

申购单、合同、送库房报告 –
资料分类编号，建电子目录

文件编号

对应的资料标识对应编号，注
明申购完成时间

建立电子文档目录

每季度扫描资料并硬盘备份

按编号顺序备案

年末汇总资料保存备案

六、医院发票签审及付款流程图

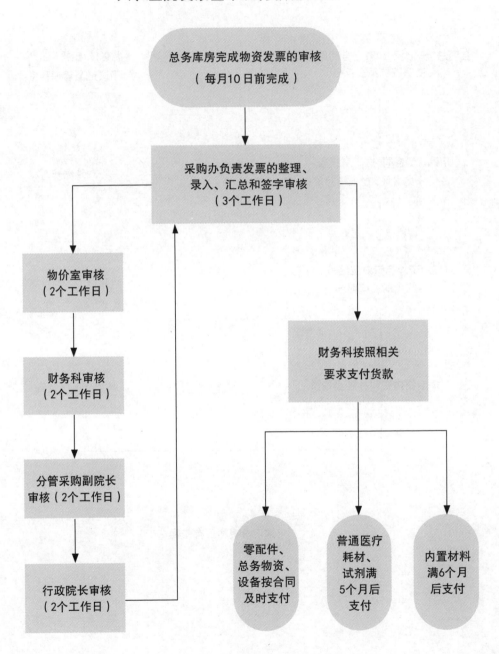

总务库房完成物资发票的审核
（每月10日前完成）

采购办负责发票的整理、
录入、汇总和签字审核
（3个工作日）

物价室审核
（2个工作日）

财务科审核
（2个工作日）

分管采购副院长
审核（2个工作日）

行政院长审核
（2个工作日）

财务科按照相关
要求支付货款

零配件、
总务物资、
设备按合同
及时支付

普通医疗
耗材、
试剂满
5个月后
支付

内置材料
满6个月
后支付

七、支付大型设备第二、第三期款项及质保金签审工作流程图

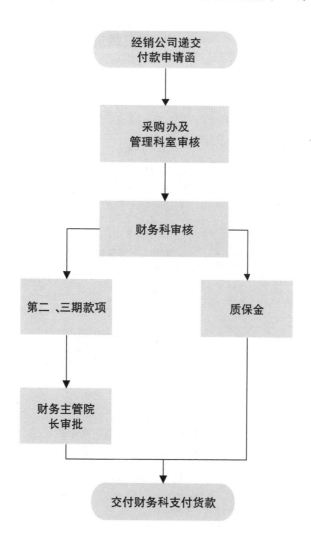

第十七章 宣传工作管理流程图

一、报刊剪辑流程图

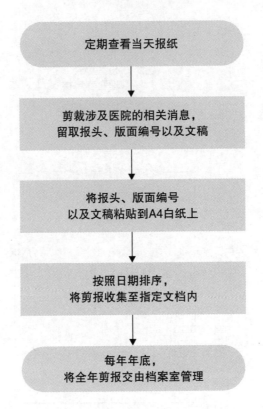

二、媒体报道整理与统计流程图

每日将媒体采访情况登记在册

↓

每月制作表格分别对接受电视媒体、平面媒体、
电台、网络等接受采访的事由的医护人员进行统计

↓

每月制作表格对院报投稿
并采用作品的医护人员进行统计

↓

每月汇总接受媒体采访、发表健教文章
以及院报投稿医护人员名单

↓

每月对接受媒体采访、发表健教文章
以及院报投稿医护人员进行奖励登记

↓

奖励登记汇总表审核无误后交由科室负责人审核

↓

奖励登记汇总表经科室负责人审核无误后
交主管院领导签字审批

↓

个人奖励报送到财务科，集体奖励报
送到医院绩效管理部门，并落实到当月奖金

↓

每月在局域网通报表扬

三、图片拍摄、管理流程图

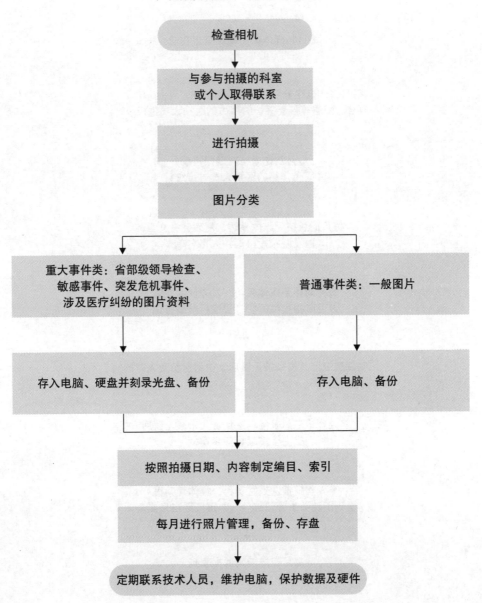

检查相机

与参与拍摄的科室或个人取得联系

进行拍摄

图片分类

重大事件类：省部级领导检查、敏感事件、突发危机事件、涉及医疗纠纷的图片资料

普通事件类：一般图片

存入电脑、硬盘并刻录光盘、备份

存入电脑、备份

按照拍摄日期、内容制定编目、索引

每月进行照片管理，备份、存盘

定期联系技术人员，维护电脑，保护数据及硬件

四、宣传媒介管理流程图

科室和部门对自辖宣传媒介实时自查

如需更新或更改告知
要更改的宣传媒介内容

仔细核实宣传内容，提出修改意见

宣传栏制作：与科室及部门协商定稿后，
将内容发送至专业制作公司，
并根据医院文化要求统一格式版面

多媒体终端内容制作：
与科室及部门完善定稿后
对科室提交的PPT进行美化和修改，
并根据医院文化要求统一格式版面

宣传内容制作完毕后，
及时将旧的内容替换

PPT制作完毕后，转化成图片，
及时上传至相应的多媒体终端

宣传科定期进行巡查，若发现宣传栏
出现陈旧、破损、褪色的情况，
及时与科室联系协商后进行更换

宣传科每日对多媒体终端进行远程监控，
对过期内容进行下线处理，并及时更新动态

五、微信编辑、发布、管理流程图

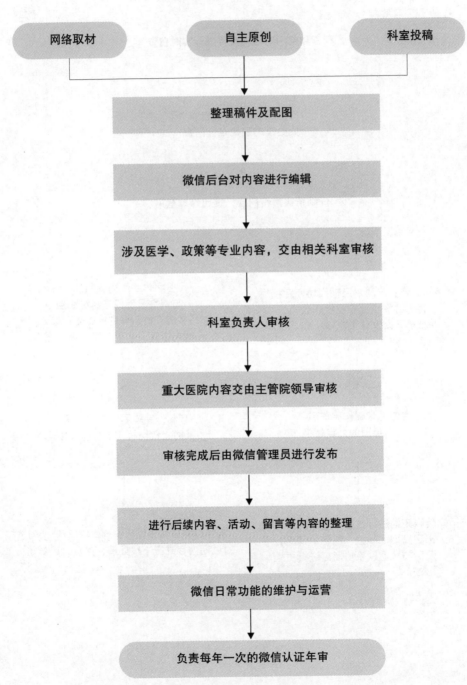

网络取材　　　　自主原创　　　　科室投稿

整理稿件及配图

微信后台对内容进行编辑

涉及医学、政策等专业内容，交由相关科室审核

科室负责人审核

重大医院内容交由主管院领导审核

审核完成后由微信管理员进行发布

进行后续内容、活动、留言等内容的整理

微信日常功能的维护与运营

负责每年一次的微信认证年审

第十八章　工会工作管理流程图

一、工会召开职工代表大会（暨工会会员代表大会）流程图

医院工会委员书面请示院党委，请求召开医院职工
代表大会（暨工会会员代表大会）

↓

医院党委负责人签署意见，
批复同意后，院工会筹备会议

↓

医院党政工确定职代会的主要议题

↓

院工会根据大会主要议题，
发放职工代表提案建议征集表

↓

院工会提案委员会收集归档职工代表提案，
送交院领导传阅

↓

院工会召开职代会全体主席团成员预备会议，
通过大会议程

↓

院办、党办、工会准备好会议资料，
院工会正式通知职工代表，确定会议时间、地点

↓

正式召开职代会（暨工代会）

↓

大会决议，资料存档备查并上报上级工会

二、工会开展大型文体活动流程图

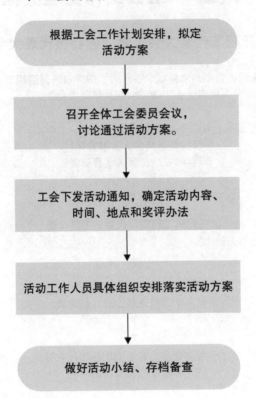

根据工会工作计划安排，拟定
活动方案

召开全体工会委员会议，
讨论通过活动方案。

工会下发活动通知，确定活动内容、
时间、地点和奖评办法

活动工作人员具体组织安排落实活动方案

做好活动小结、存档备查

三、工会职工特殊困难补助工作流程图

院工会定期召开职工特殊困难补助会议，
发放职工特殊困难申请补助表

特困职工填写特殊困难申请补助表，
由所在分工会签署意见后上报院工会

召开院工会委员会，
审核、讨论确定补助人员，分档分类

院工会将工会委员会讨论结果提交医院办公会
讨论，确定补助金额标准

院工会负责走访慰问、造册发放补助费

院工会建立职工特殊困难补助档案，备查

四、工会经费开支流程图

根据工会工作需要，合理计划开支

开具费用发票或收据

经办人、证明人、工会会计
在发票或收据上签字，交工会负责人
签字同意列支，到财务室报账

发票或收据报账

工会出纳整理归档备查

第十九章　信息病案统计工作管理流程图

一、　信息部门软件需求申报流程图

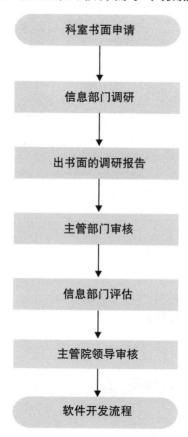

二、信息部门软件开发流程图

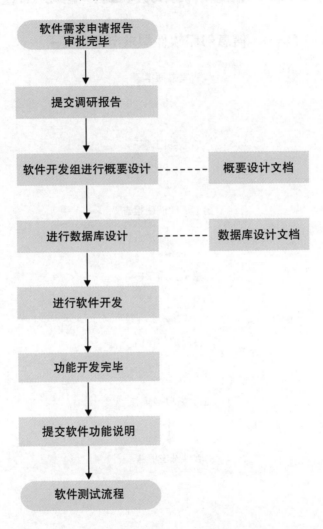

三、信息软件测试流程图

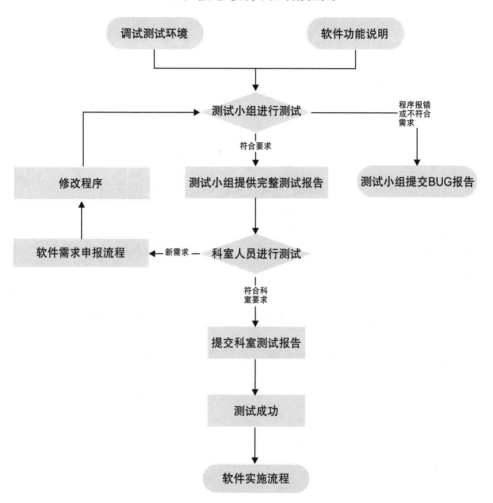

四、信息软件实施流程图

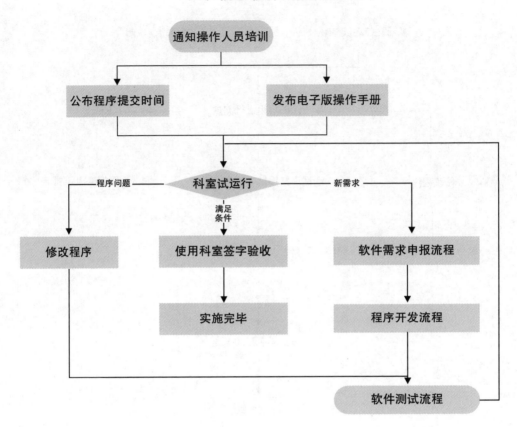

五、信息软件故障流程图

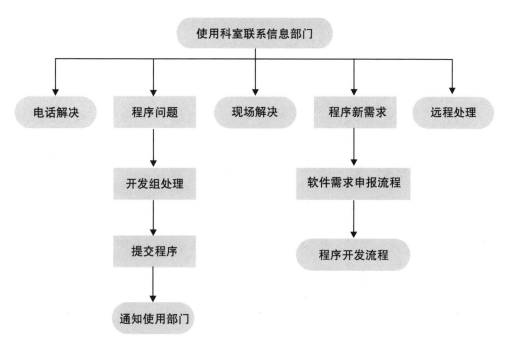

六、员工授权管理流程图

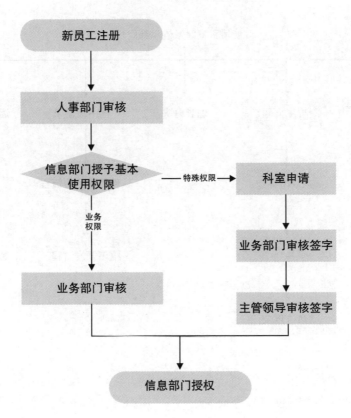

七、权限变更流程图

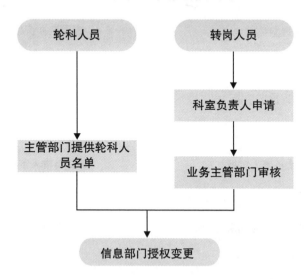

八、权限注销流程图

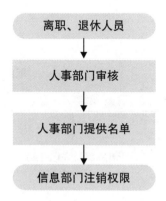

九、信息部门系统数据资料提取查询修改流程图

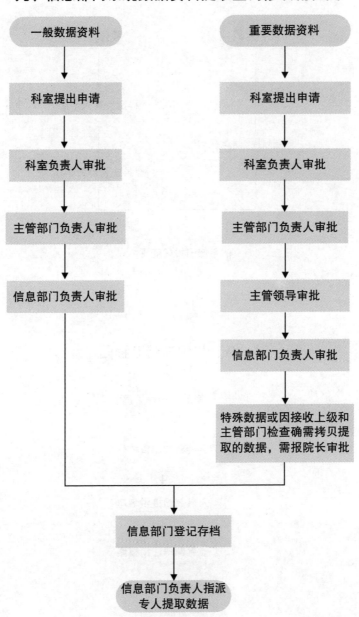

十、医学影像图片拷贝流程图

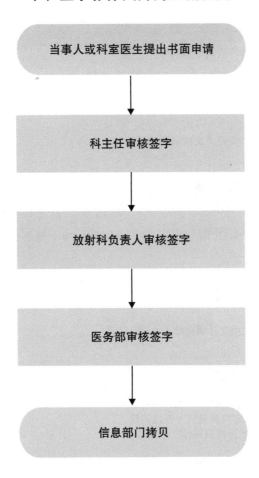

十一、信息部门工作站端口安全管理流程图

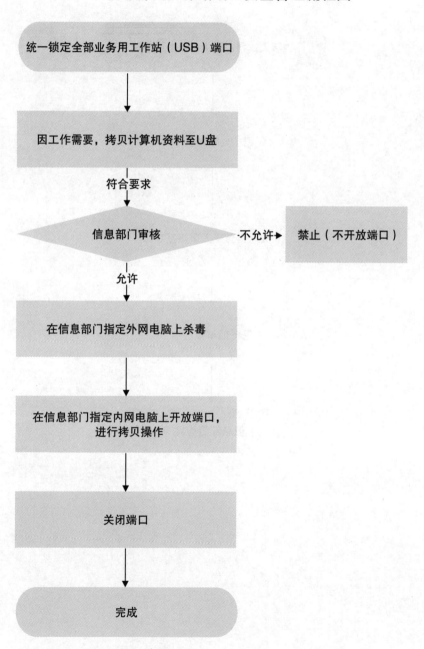

十二、信息部门硬件设备故障排查流程图

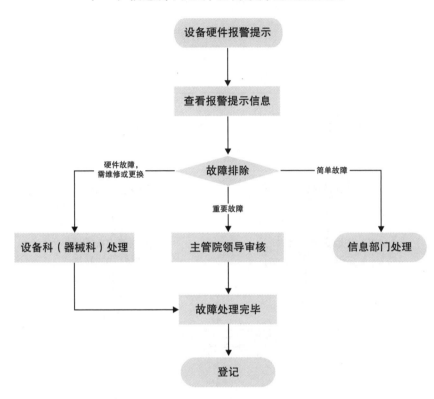

设备硬件报警提示

查看报警提示信息

故障排除

硬件故障，需维修或更换

简单故障

重要故障

设备科（器械科）处理

主管院领导审核

信息部门处理

故障处理完毕

登记

十三、信息部门网络管理流程图

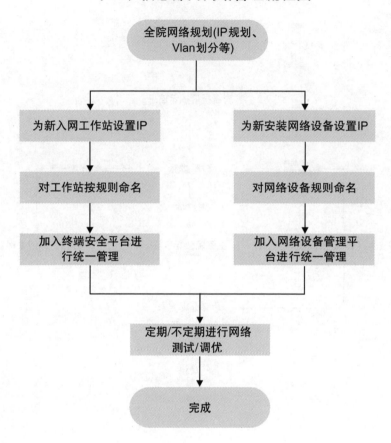

十四、信息数据网络直报流程图

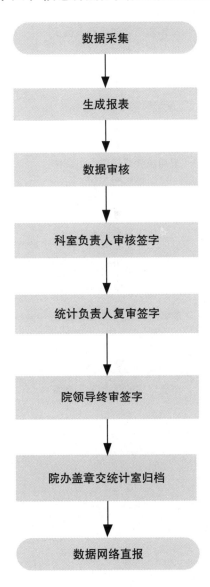

十五、病案复印工作流程图

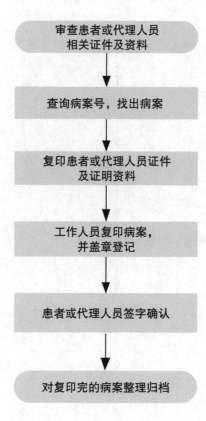

审查患者或代理人员
相关证件及资料

查询病案号，找出病案

复印患者或代理人员证件
及证明资料

工作人员复印病案，
并盖章登记

患者或代理人员签字确认

对复印完的病案整理归档

十六、病案工作流程图

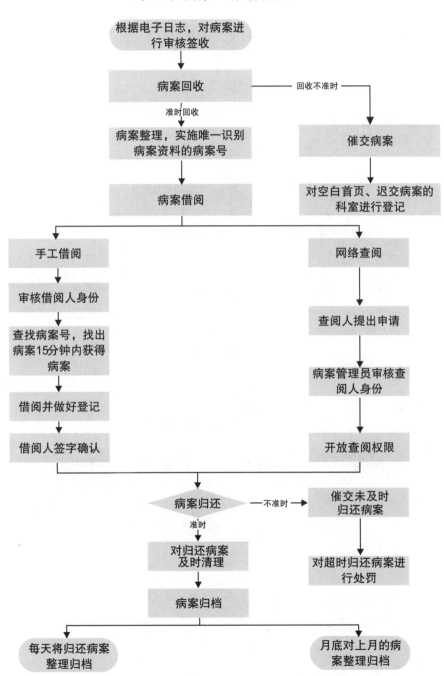

根据电子日志，对病案进行审核签收

病案回收 ——回收不准时—→ 催交病案

准时回收

病案整理，实施唯一识别病案资料的病案号

对空白首页、迟交病案的科室进行登记

病案借阅

手工借阅 / 网络查阅

审核借阅人身份

查阅人提出申请

查找病案号，找出病案15分钟内获得病案

病案管理员审核查阅人身份

借阅并做好登记

借阅人签字确认

开放查阅权限

病案归还 ——不准时—→ 催交未及时归还病案

准时

对归还病案及时清理

对超时归还病案进行处罚

病案归档

每天将归还病案整理归档

月底对上月的病案整理归档

十七、医院统计工作流程图

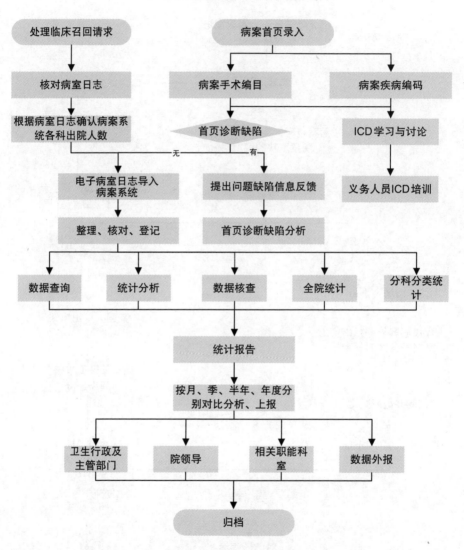

第三篇
后勤服务工作管理流程图

第二十章　财务管理流程图

一、资金管理流程图

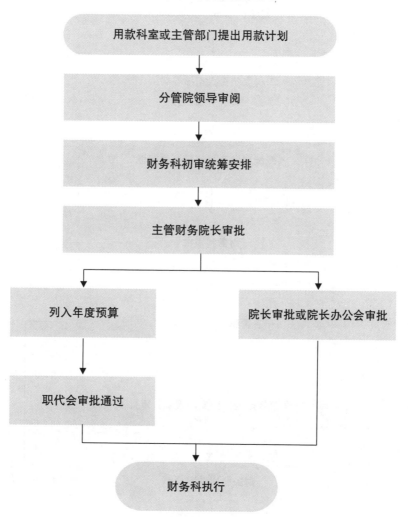

二、经费报销审批流程图

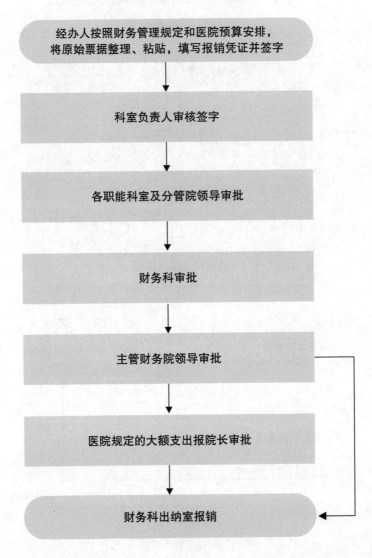

经办人按照财务管理规定和医院预算安排，将原始票据整理、粘贴，填写报销凭证并签字

科室负责人审核签字

各职能科室及分管院领导审批

财务科审批

主管财务院领导审批

医院规定的大额支出报院长审批

财务科出纳室报销

三、票据管理流程图

票据管理员持《票据准购证》，
去指定票据管理部门领购票据

购入后，
票据管理员办理票据入库手续

收费员领用票据

票据管理员定期盘存库存票据

票据使用后,交回票据存根联，审核收、
缴款情况后，办理注销登记手续

核销的票据，按类别编制票据缴销明细表，
报财政、税务票据管理科核销

整理票据存根归档

稽核会计对票据购、领、
存全过程进行监管和核查

四、会计档案管理流程图

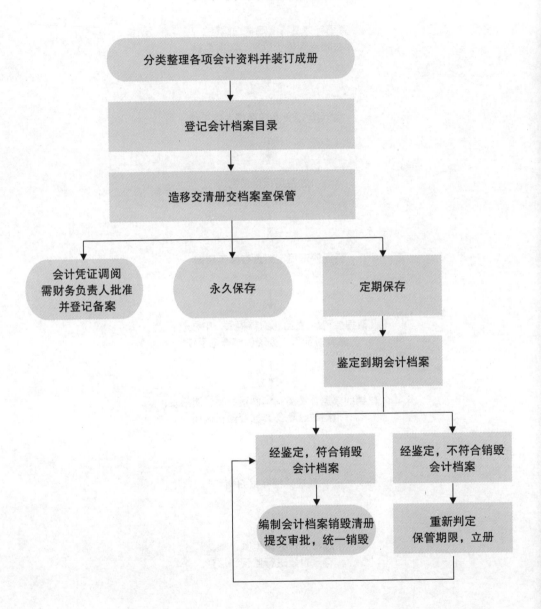

五、财务印章管理流程图

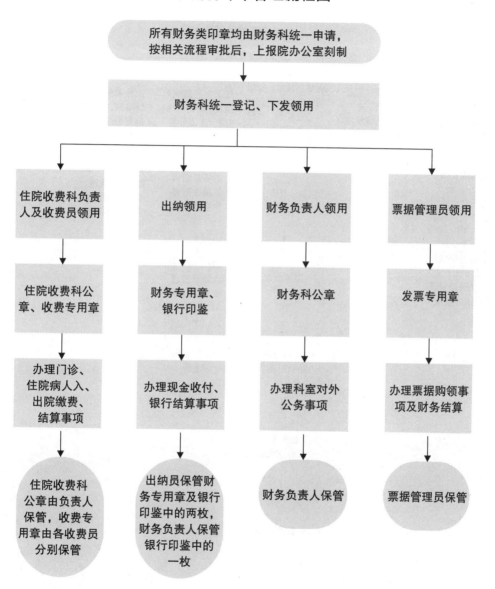

六、物价工作管理流程图

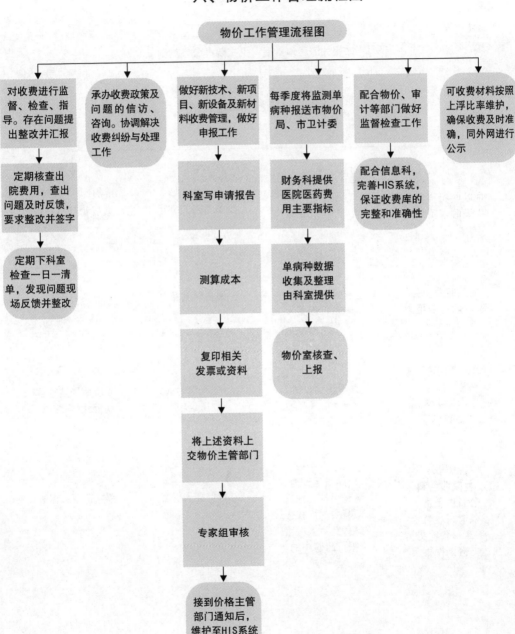

物价工作管理流程图

对收费进行监督、检查、指导。存在问题提出整改并汇报
↓
定期核查出院费用，查出问题及时反馈，要求整改并签字
↓
定期下科室检查一日一清单，发现问题现场反馈并整改

承办收费政策及问题的信访、咨询。协调解决收费纠纷与处理工作

做好新技术、新项目、新设备及新材料收费管理，做好申报工作
↓
科室写申请报告
↓
测算成本
↓
复印相关发票或资料
↓
将上述资料上交物价主管部门
↓
专家组审核
↓
接到价格主管部门通知后，维护至HIS系统

每季度将监测单病种报送市物价局、市卫计委
↓
财务科提供医院医药费用主要指标
↓
单病种数据收集及整理由科室提供
↓
物价室核查、上报

配合物价、审计等部门做好监督检查工作
↓
配合信息科，完善HIS系统，保证收费库的完整和准确性

可收费材料按照上浮比率维护，确保收费及时准确，同外网进行公示

七、资产核算管理流程图

资产采购，凭合同、发票、注册证和送货单到总务科库房办理入、出库手续

月末财产会计记账对账后交财务科做账务处理

固定资产清理报废，申请科室按资产类型向相关主管部门提出书面报废申请，说明固定资产报废理由，并填写《固定资产报废申请登记表》

经受理报废的固定资产，主管领导牵头，组织由医学工程部、总务科、动力科、财务科、监审科等组成的鉴定小组进行鉴定，鉴定确认后，责任主管部门填写《医院固定资产报废鉴定审批表》报批

经鉴定小组鉴定做出报废处理意见的固定资产报医院审核，5000元以下的由主管院长批准，5000元以上由院长批准签字，经批准后上报财政国有资产管理系统进行报废申报

院内科室之间固定资产调拨，电子产品、医疗仪器等资产由医学工程部负责调拨；电气类资产由动力科负责调拨，家具类资产由总务科负责调拨，并通知财产管理会计开具调拨通知单，调整科室财务账目

八、门诊收费管理流程图
（一）挂号

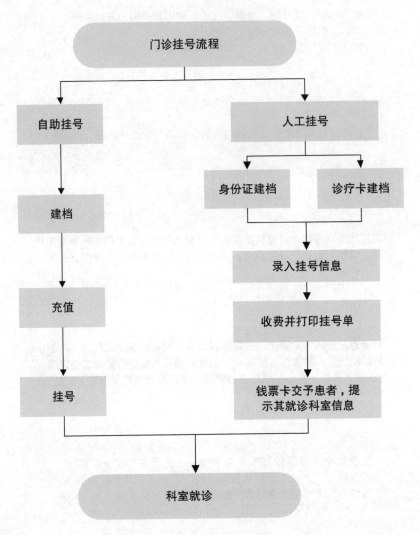

（二）收费

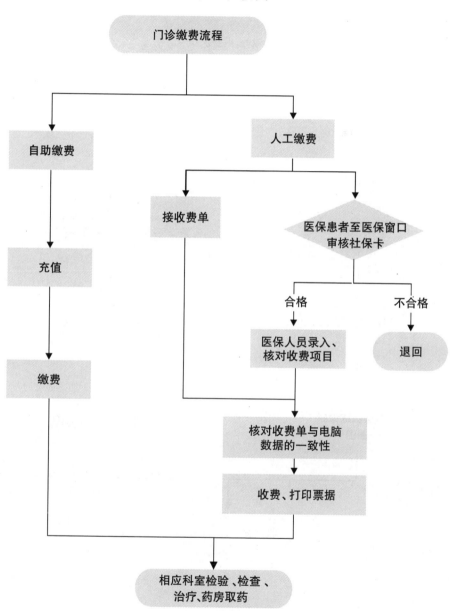

（三）门诊退号、退费流程

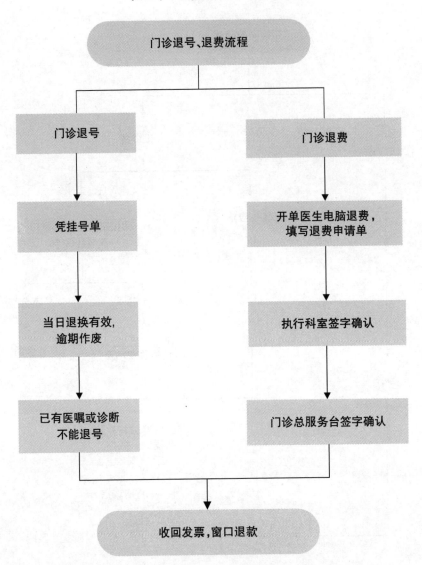

九、住院部入、出院管理流程图

（一）入院管理流程图

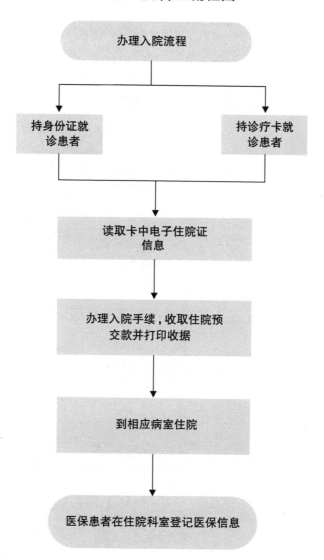

（二）出院管理流程图

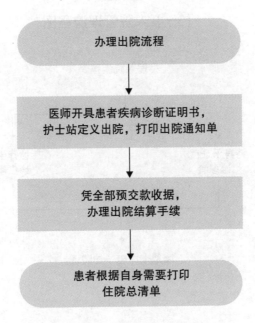

办理出院流程

医师开具患者疾病诊断证明书，
护士站定义出院，打印出院通知单

凭全部预交款收据，
办理出院结算手续

患者根据自身需要打印
住院总清单

（三）住院退费管理流程图

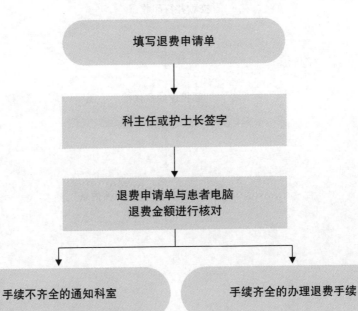

填写退费申请单

科主任或护士长签字

退费申请单与患者电脑
退费金额进行核对

手续不齐全的通知科室

手续齐全的办理退费手续

十、医保资金监管流程图

住院收费科结算员审核、
结算出院患者费用

医保会计每月与住院部会计核对出院患者
医保挂账，报表交财务科进行账务处理

医保会计每月及时与各医保中心对账、
结账，收回垫付医保款

往来会计及时清理医保挂账、
回款、余款情况

配合医保科积极催缴，
保证医保资金及时回笼

十一、新增医疗服务价格项目申报流程图

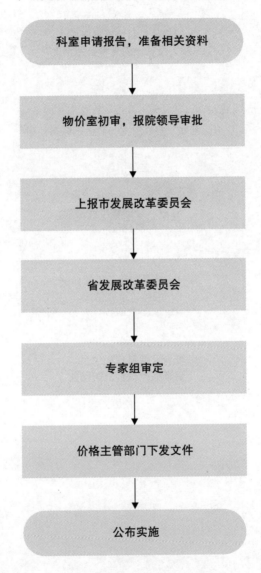

十二、财务核算流程图

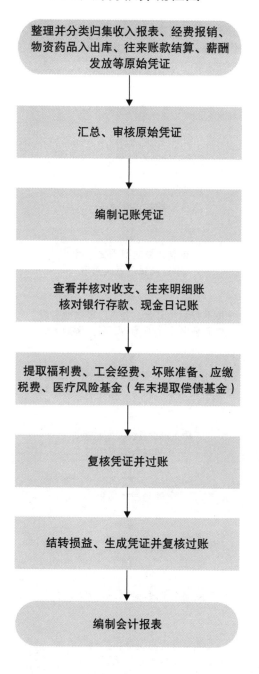

整理并分类归集收入报表、经费报销、物资药品入出库、往来账款结算、薪酬发放等原始凭证

↓

汇总、审核原始凭证

↓

编制记账凭证

↓

查看并核对收支、往来明细账核对银行存款、现金日记账

↓

提取福利费、工会经费、坏账准备、应缴税费、医疗风险基金（年末提取偿债基金）

↓

复核凭证并过账

↓

结转损益、生成凭证并复核过账

↓

编制会计报表

十三、成本核算管理流程图

分类归集并整理人员经费、药品费、物业维修费、进修培训费、论文版面费、公用经费等原始凭证

↓

汇总、审核原始凭证

↓

按相关分摊原则分配到各科室

↓

编制记账凭证

↓

查看并核对费用类科目
核对核算项目余额表

↓

提取医疗风险基金、导入门急诊业务量、住院业务量、消毒费、科室考勤人数

↓

导入HIS系统收入数据，并根据手工退费等情况对相关收入调整，并和财务报表核对

↓

导入HRP系统成本数据，
并和财务报表核对

↓

编制成本报表

↓

季度编制季度成本分析、分析总结

↓

年度编制年度成本分析、分析总结

↓

编制并上报医疗机构科室成本
监测基本情况表

十四、现金集中代发报销流程图

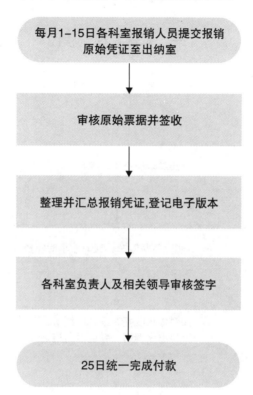

每月1–15日各科室报销人员提交报销
原始凭证至出纳室

审核原始票据并签收

整理并汇总报销凭证,登记电子版本

各科室负责人及相关领导审核签字

25日统一完成付款

第二十一章　消防治安工作管理流程图

一、车辆管理流程图

车辆入院、出院无卡拍照收费

↓

保安对车辆指挥、疏导、停放

↓

一小时内免费停车，超时按小时收费

↓

如对停车收费有争议、纠纷，
保卫科出面调解，并调取监控资料

↓

如纠纷调解无效，保卫科即刻报警，
派出所（第三方）出面调解

↓

如第三方调解不成功，取证、上述法院裁决

二、保卫科安全检查流程图

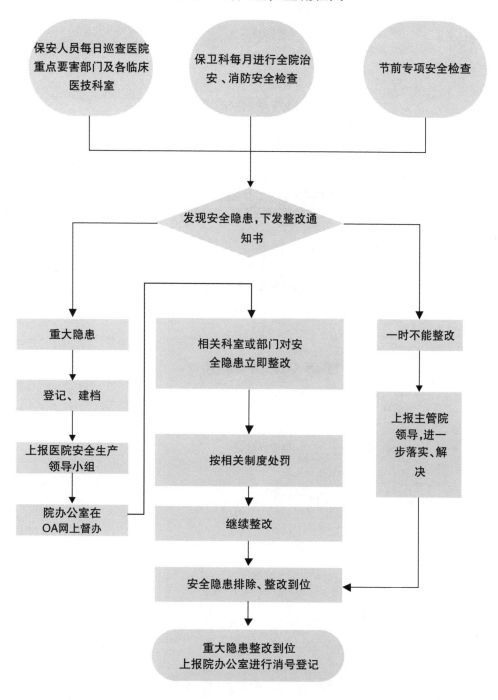

三、居住证办理流程图

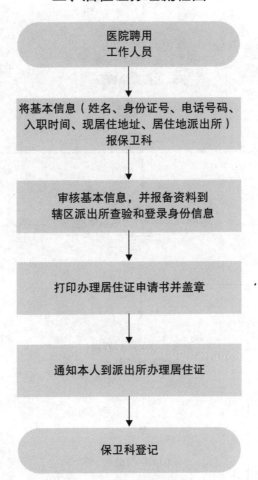

医院聘用
工作人员

将基本信息（姓名、身份证号、电话号码、
入职时间、现居住地址、居住地派出所）
报保卫科

审核基本信息，并报备资料到
辖区派出所查验和登录身份信息

打印办理居住证申请书并盖章

通知本人到派出所办理居住证

保卫科登记

四、医院现金护送流程图

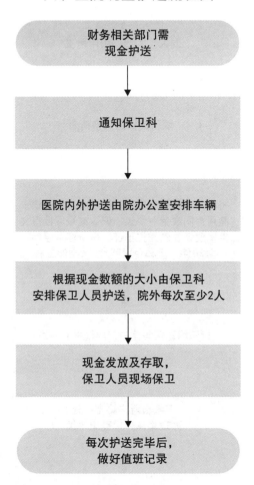

财务相关部门需
现金护送

↓

通知保卫科

↓

医院内外护送由院办公室安排车辆

↓

根据现金数额的大小由保卫科
安排保卫人员护送，院外每次至少2人

↓

现金发放及存取，
保卫人员现场保卫

↓

每次护送完毕后，
做好值班记录

五、职工落户集体户口登记流程图

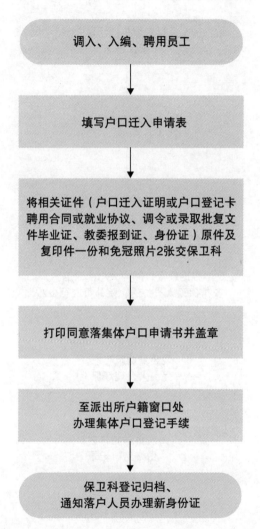

调入、入编、聘用员工

↓

填写户口迁入申请表

↓

将相关证件（户口迁入证明或户口登记卡
聘用合同或就业协议、调令或录取批复文
件毕业证、教委报到证、身份证）原件及
复印件一份和免冠照片2张交保卫科

↓

打印同意落集体户口申请书并盖章

↓

至派出所户籍窗口处
办理集体户口登记手续

↓

保卫科登记归档、
通知落户人员办理新身份证

六、护院队绩效考核流程图

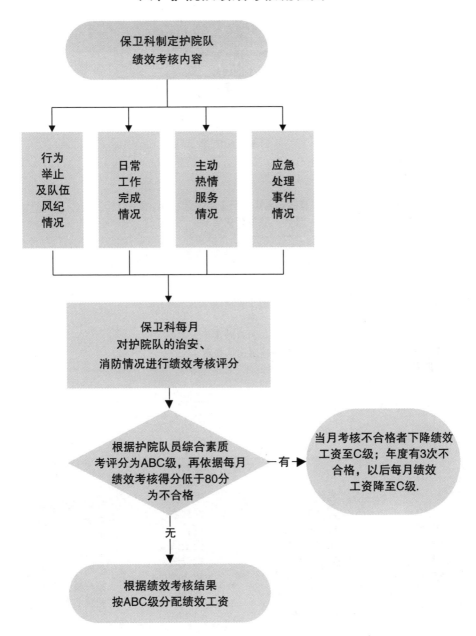

保卫科制定护院队
绩效考核内容

| 行为举止及队伍风纪情况 | 日常工作完成情况 | 主动热情服务情况 | 应急处理事件情况 |

保卫科每月
对护院队的治安、
消防情况进行绩效考核评分

根据护院队员综合素质
考评分为ABC级，再依据每月
绩效考核得分低于80分
为不合格

当月考核不合格者下降绩效
工资至C级；年度有3次不
合格，以后每月绩效
工资降至C级.

——有

无

根据绩效考核结果
按ABC级分配绩效工资

七、无名氏（尸）处置流程图

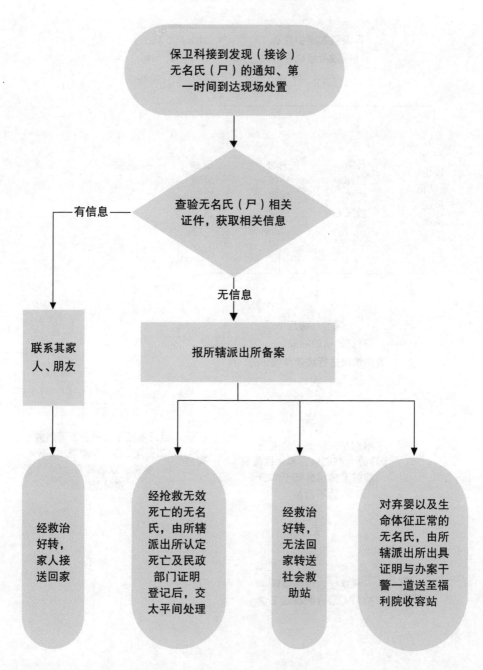

第二十二章 总务工作管理流程图

一、总务日常工作管理流程图

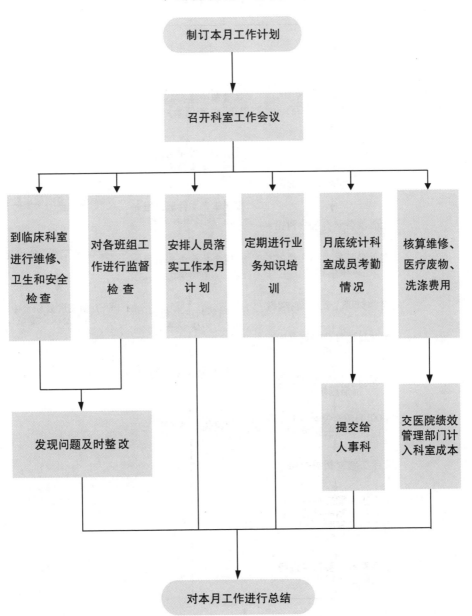

二、住房公积金工作管理流程图

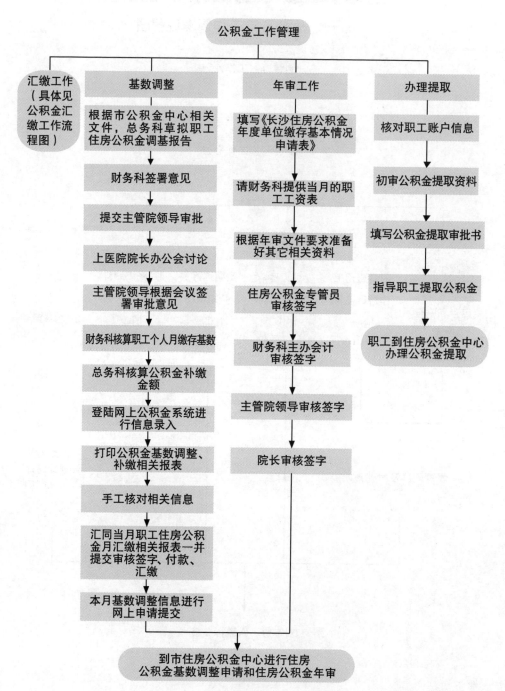

三、车辆维修工作流程图

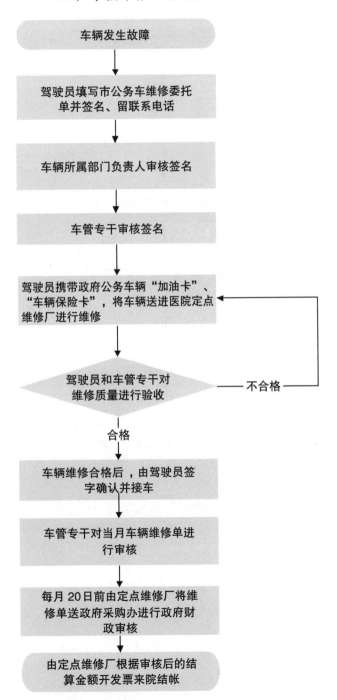

四、车辆用油工作流程图

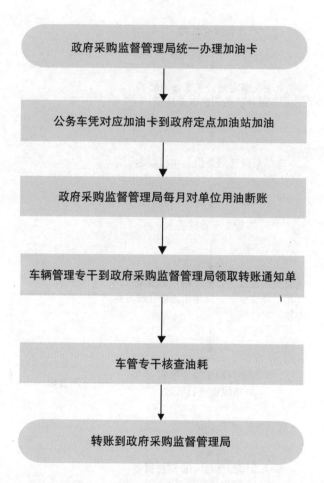

政府采购监督管理局统一办理加油卡

公务车凭对应加油卡到政府定点加油站加油

政府采购监督管理局每月对单位用油断账

车辆管理专干到政府采购监督管理局领取转账通知单

车管专干核查油耗

转账到政府采购监督管理局

五、动力日常工作管理流程图

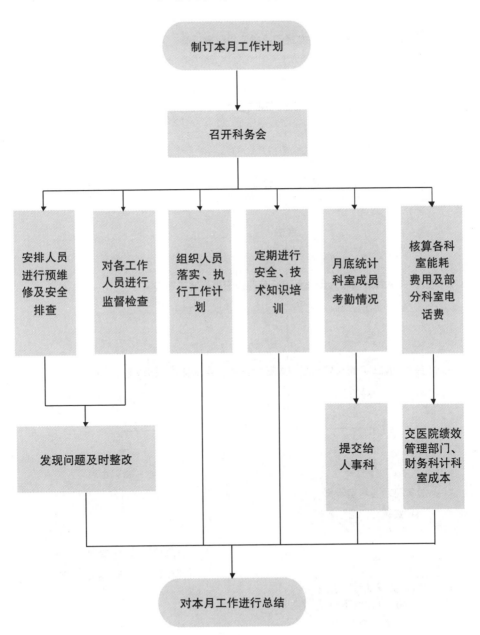

六、总务科房屋日常维修管理工作流程图

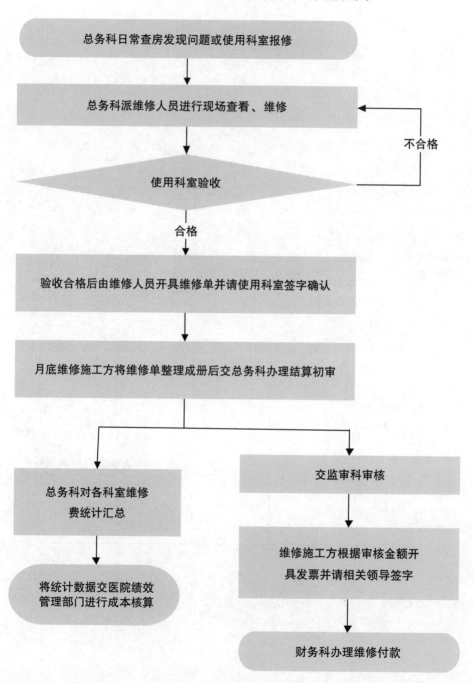

七、护工办管理工作流程图

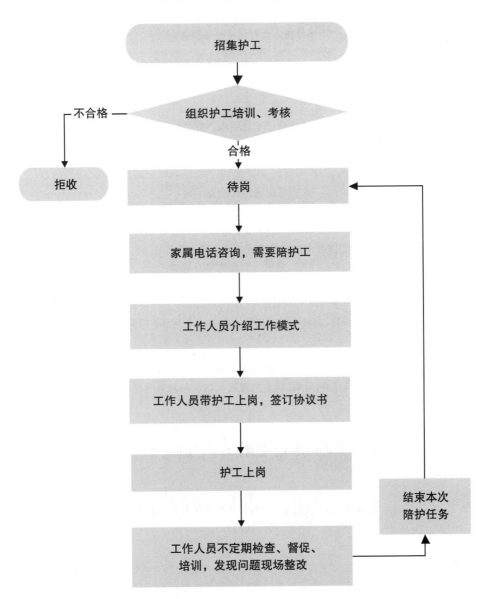

八、被服中心工作流程图

洗涤公司人员到科室收集脏被服，
与科室人员清点、
核对被服数量并签字确认

↓

将被服送至被服中心打包

↓

将被服运送至洗涤厂

↓

洗涤公司对被服进行分类、浸泡、洗涤、
脱水、烘干、检查缝补、装袋

↓

洗涤公司将清洁被服运送到被服中心按科室进行分类

↓

洗涤公司将清洁被服发放至各科室，科室签收确认

↓

洗涤公司统计每日各科室洗涤数量

↓

每月10日前，洗涤公司将各科室洗涤费用统计汇总
交总务科

↓

总务科审核各科室洗涤费用

↓

总务科将统计表交医院绩效管理部门扣科室成本

九、污水处置工作流程图

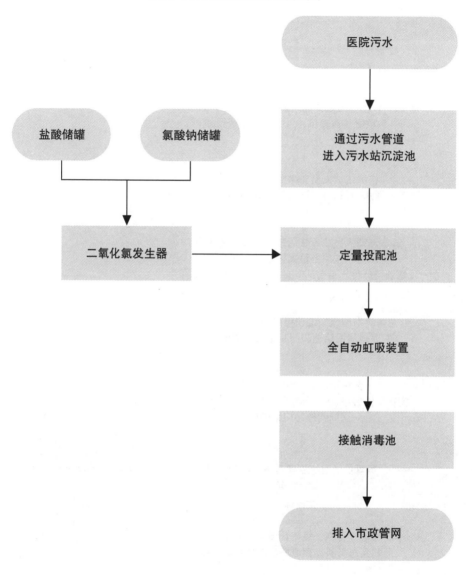

十、医院培训楼宿舍入住工作流程图

参加培训人员到科教科办理入住申请

科教科审核批准后开具培训楼宿舍入住通知单、
房租缴费通知单、入住押金缴费通知

参加培训人员凭缴费单到财务科
办理房租、入住押金缴费和水电卡充值

参加培训人员将入住通知单及已缴费凭证
交总务科按序办理入住手续，并签订
《培训楼床位出租合同》，安排入住房间、床位

总务科书面通知培训楼宿管员接待入住，
并办理房间钥匙和门禁卡领取登记手续

入住期满，参加培训人员与
宿管员做好培训楼所住房间财产、实施设备、
房间钥匙和门禁卡移交

宿管员进行检查核对宿舍财产、
设施设备 ──有损坏►► 照价赔偿

无损坏

检查合格、凭宿管员书面签字
通知到总务科办理退房、退押金等手续

总务科书面通知财务科退
入住押金和充值卡上剩余收电费

十一、爱卫工作流程图

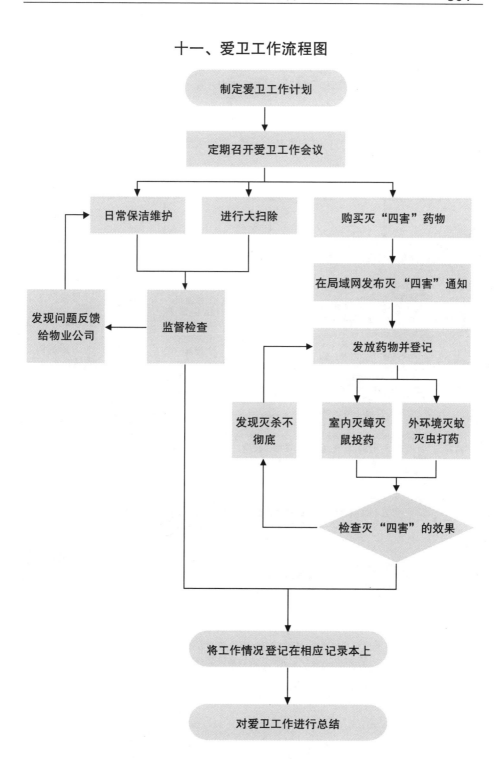

十二、医疗废物处置工作流程图

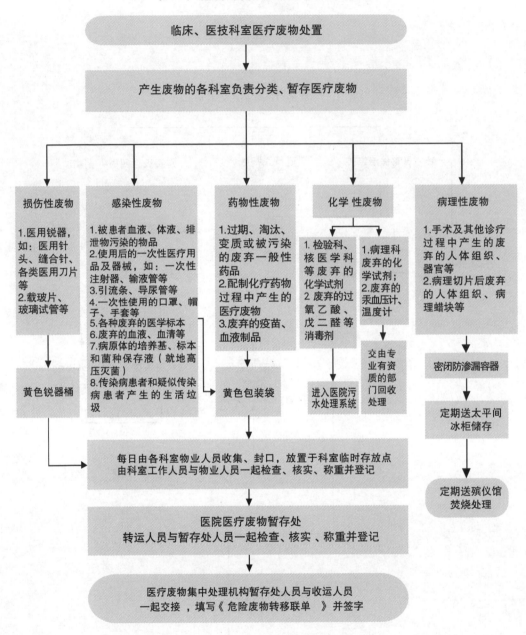

临床、医技科室医疗废物处置

产生废物的各科室负责分类、暂存医疗废物

损伤性废物

1.医用锐器，如：医用针头、缝合针、各类医用刀片等
2.载玻片、玻璃试管等

黄色锐器桶

感染性废物

1.被患者血液、体液、排泄物污染的物品
2.使用后的一次性医疗用品及器械，如：一次性注射器、输液管等
3.引流条、导尿管等
4.一次性使用的口罩、帽子、手套等
5.各种废弃的医学标本
6.废弃的血液、血清等
7.病原体的培养基、标本和菌种保存液（就地高压灭菌）
8.传染病患者和疑似传染病患者产生的生活垃圾

药物性废物

1.过期、淘汰、变质或被污染的废弃一般性药品
2.配制化疗药物过程中产生的医疗废物
3.废弃的疫苗、血液制品

黄色包装袋

化学性废物

1.检验科、核医学科等废弃的化学试剂
2.废弃的过氧乙酸、戊二醛等消毒剂

进入医院污水处理系统

1.病理科废弃的化学试剂；
2.废弃的汞血压计、温度计

交由专业有资质的部门回收处理

病理性废物

1.手术及其他诊疗过程中产生的废弃的人体组织、器官等
2.病理切片后废弃的人体组织、病理蜡块等

密闭防渗漏容器

定期送太平间冰柜储存

定期送殡仪馆焚烧处理

每日由各科室物业人员收集、封口，放置于科室临时存放点由科室工作人员与物业人员一起检查、核实、称重并登记

医院医疗废物暂存处
转运人员与暂存处人员一起检查、核实、称重并登记

医疗废物集中处理机构暂存处人员与收运人员
一起交接，填写《危险废物转移联单》并签字

十三、食品安全突发事件处理流程图

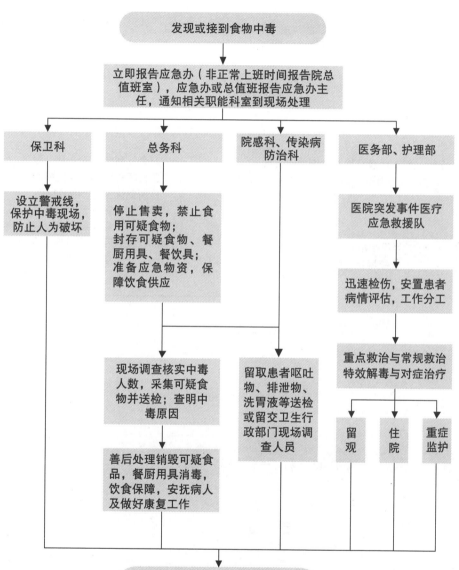

十四、基建项目工作流程图

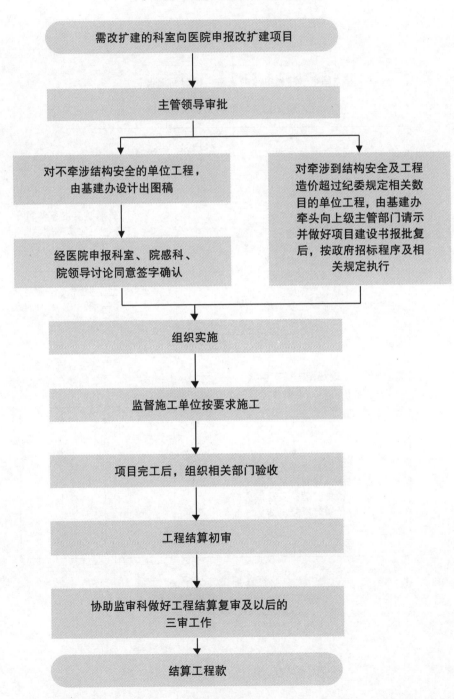

需改扩建的科室向医院申报改扩建项目

主管领导审批

对不牵涉结构安全的单位工程，由基建办设计出图稿

对牵涉到结构安全及工程造价超过纪委规定相关数目的单位工程，由基建办牵头向上级主管部门请示并做好项目建设书报批复后，按政府招标程序及相关规定执行

经医院申报科室、院感科、院领导讨论同意签字确认

组织实施

监督施工单位按要求施工

项目完工后，组织相关部门验收

工程结算初审

协助监审科做好工程结算复审及以后的三审工作

结算工程款

十五、物资管理流程图

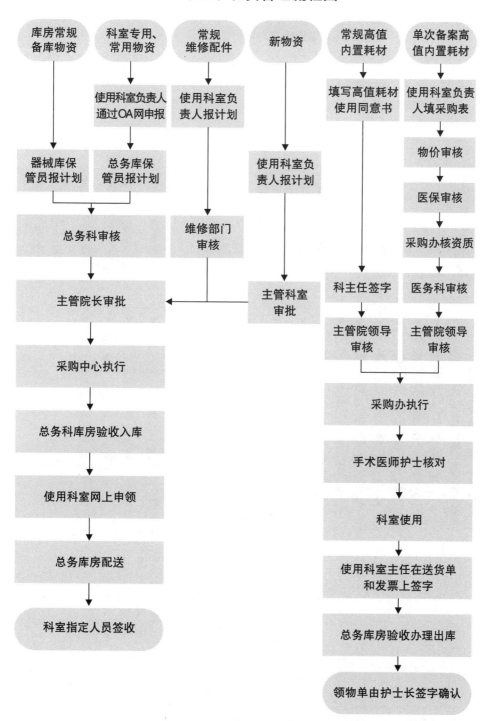

十六、人口与计划生育工作流程图

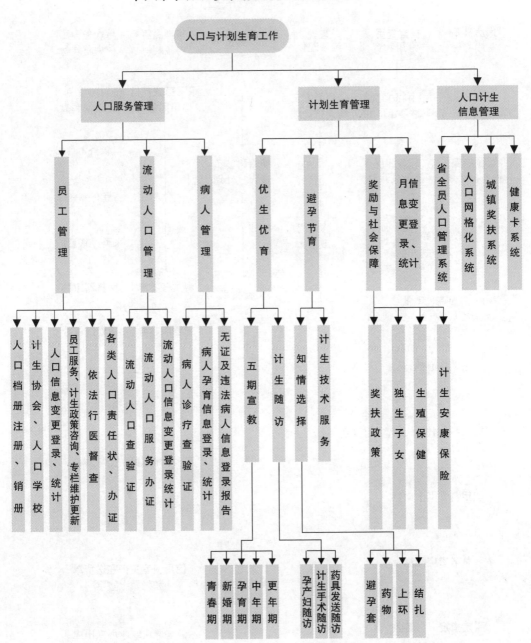

十七、育龄妇女"五期"宣教流程图

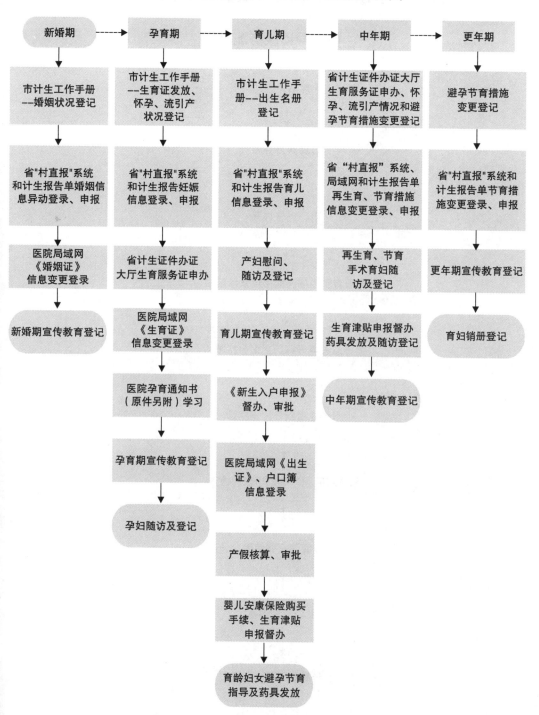

第二十三章　医患服务工作管理流程图

一、门诊导诊服务流程图

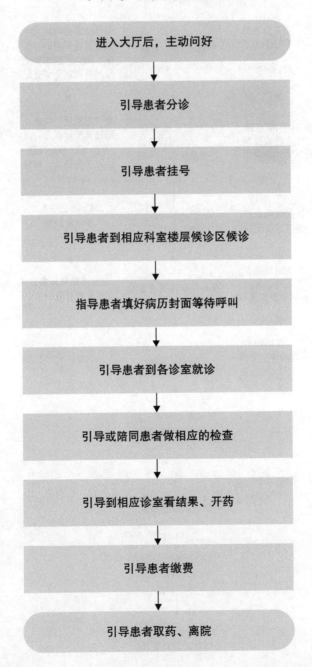

进入大厅后，主动问好

↓

引导患者分诊

↓

引导患者挂号

↓

引导患者到相应科室楼层候诊区候诊

↓

指导患者填好病历封面等待呼叫

↓

引导患者到各诊室就诊

↓

引导或陪同患者做相应的检查

↓

引导到相应诊室看结果、开药

↓

引导患者缴费

↓

引导患者取药、离院

二、急诊导诊服务流程图

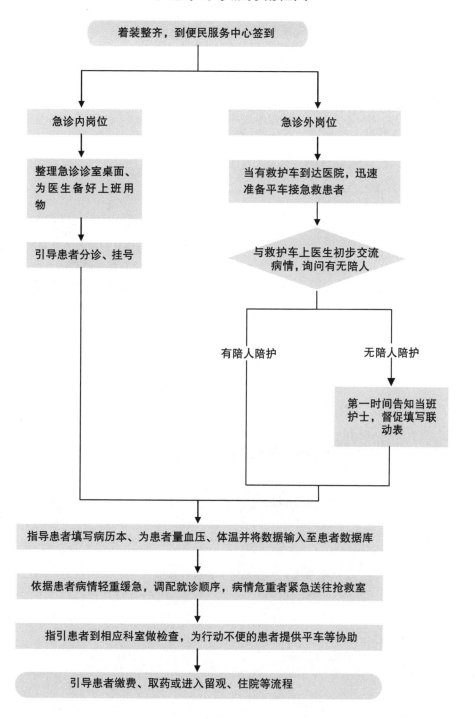

着装整齐，到便民服务中心签到

急诊内岗位

整理急诊诊室桌面、为医生备好上班用物

引导患者分诊、挂号

急诊外岗位

当有救护车到达医院，迅速准备平车接急救患者

与救护车上医生初步交流病情，询问有无陪人

有陪人陪护

无陪人陪护

第一时间告知当班护士，督促填写联动表

指导患者填写病历本、为患者量血压、体温并将数据输入至患者数据库

依据患者病情轻重缓急，调配就诊顺序，病情危重者紧急送往抢救室

指引患者到相应科室做检查，为行动不便的患者提供平车等协助

引导患者缴费、取药或进入留观、住院等流程

三、儿科门急诊导诊服务流程图

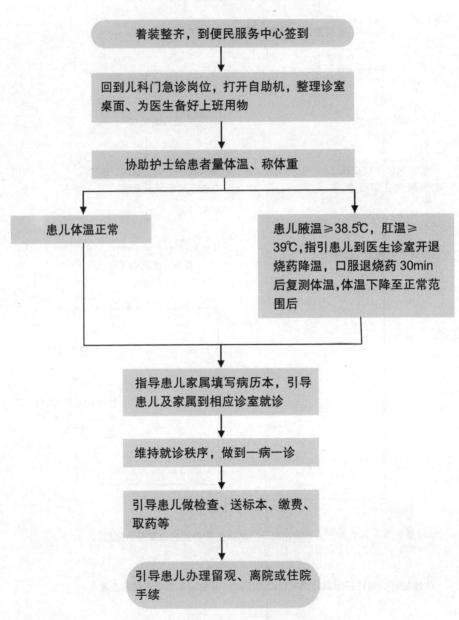

着装整齐，到便民服务中心签到

回到儿科门急诊岗位，打开自助机，整理诊室桌面、为医生备好上班用物

协助护士给患者量体温、称体重

患儿体温正常

患儿腋温≥38.5℃，肛温≥39℃，指引患儿到医生诊室开退烧药降温，口服退烧药30min后复测体温，体温下降至正常范围后

指导患儿家属填写病历本，引导患儿及家属到相应诊室就诊

维持就诊秩序，做到一病一诊

引导患儿做检查、送标本、缴费、取药等

引导患儿办理留观、离院或住院手续

四、住院部导诊服务流程图

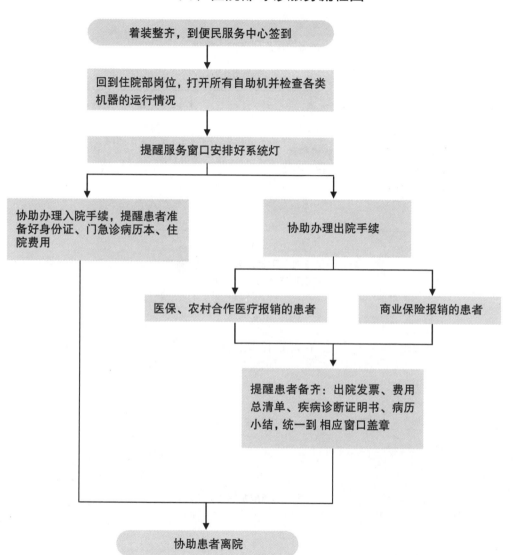

着装整齐，到便民服务中心签到

↓

回到住院部岗位，打开所有自助机并检查各类机器的运行情况

↓

提醒服务窗口安排好系统灯

↓

协助办理入院手续，提醒患者准备好身份证、门急诊病历本、住院费用

协助办理出院手续

医保、农村合作医疗报销的患者

商业保险报销的患者

提醒患者备齐：出院发票、费用总清单、疾病诊断证明书、病历小结，统一到 相应窗口盖章

协助患者离院

五、为患者邮寄检查结果流程图

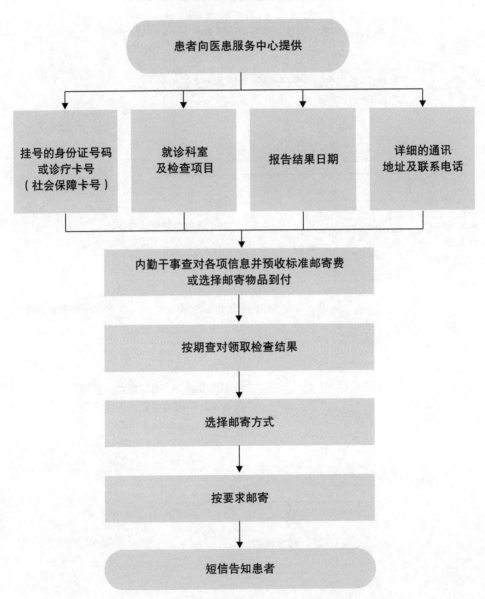

患者向医患服务中心提供

| 挂号的身份证号码或诊疗卡号（社会保障卡号） | 就诊科室及检查项目 | 报告结果日期 | 详细的通讯地址及联系电话 |

内勤干事查对各项信息并预收标准邮寄费或选择邮寄物品到付

按期查对领取检查结果

选择邮寄方式

按要求邮寄

短信告知患者

六、门诊患者轮椅使用流程图

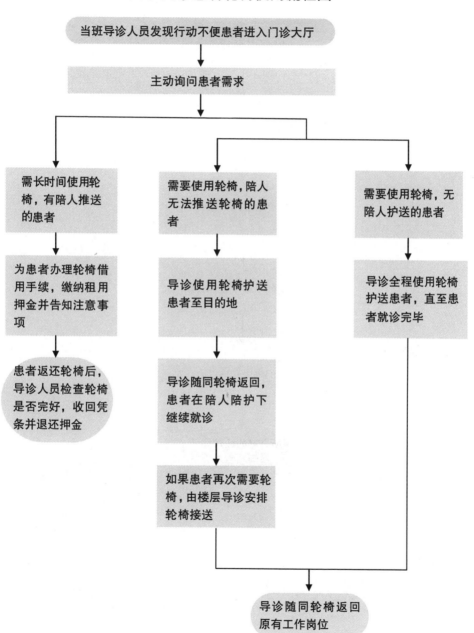

七、为职工服务流程图

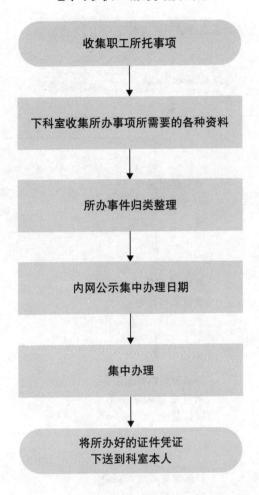

收集职工所托事项

下科室收集所办事项所需要的各种资料

所办事件归类整理

内网公示集中办理日期

集中办理

将所办好的证件凭证
下送到科室本人

八、不良事件上报流程图

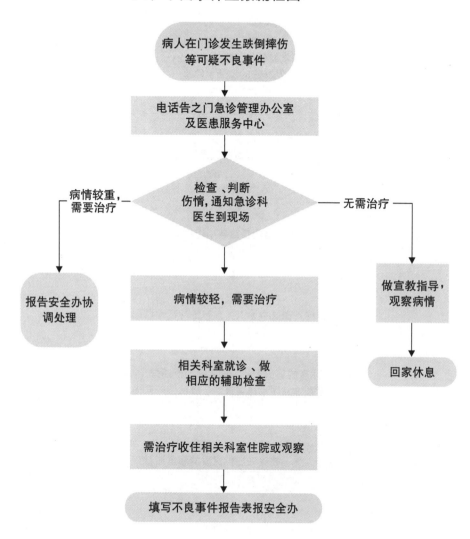

九、导诊人员紧急替代流程图

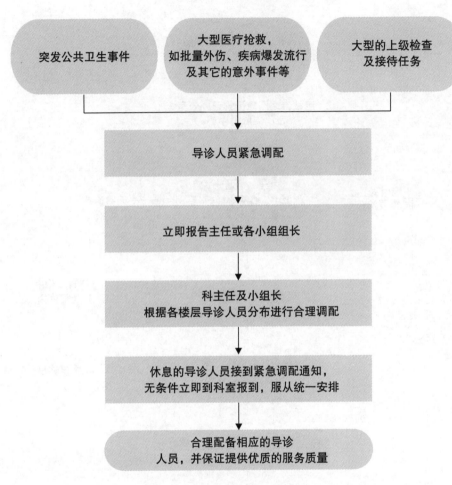

突发公共卫生事件　　大型医疗抢救，如批量外伤、疾病爆发流行及其它的意外事件等　　大型的上级检查及接待任务

导诊人员紧急调配

立即报告主任或各小组组长

科主任及小组长
根据各楼层导诊人员分布进行合理调配

休息的导诊人员接到紧急调配通知，
无条件立即到科室报到，服从统一安排

合理配备相应的导诊
人员，并保证提供优质的服务质量

第二十四章　医学装备工作管理流程图

一、医学装备年度计划购买申请、审批流程图

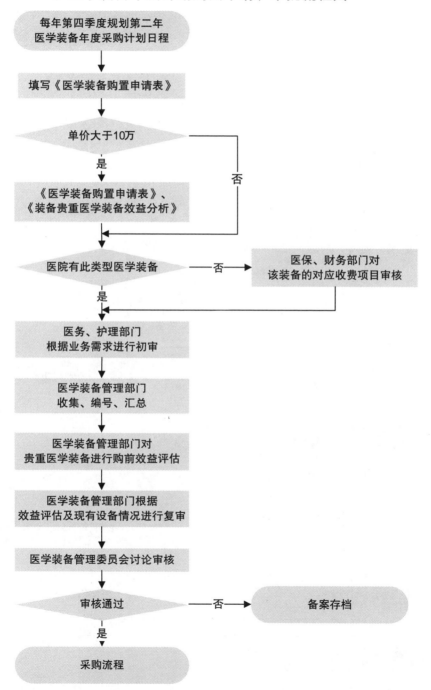

二、医学装备零星采购申请、审批流程图

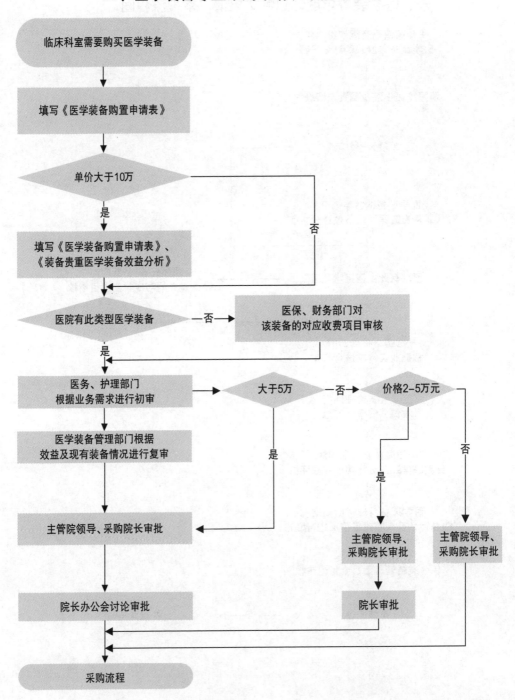

三、新购医学装备验收流程图

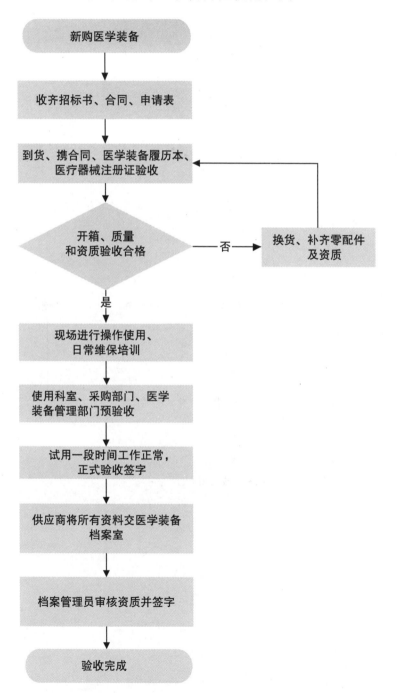

四、医学装备日常报修、维修流程图

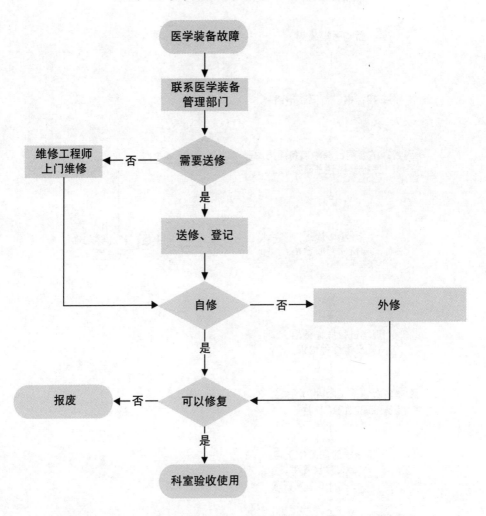

五、医学装备外修申请、审批流程图

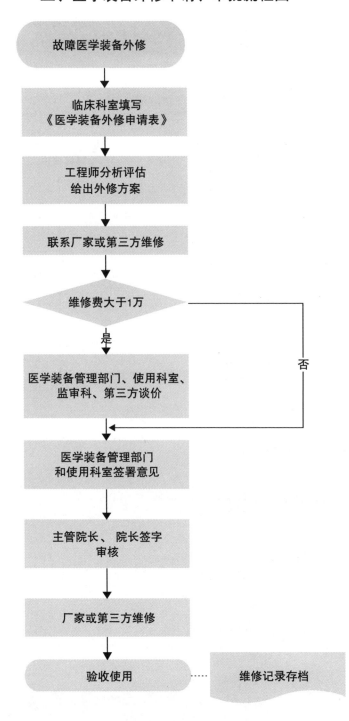

故障医学装备外修

↓

临床科室填写
《医学装备外修申请表》

↓

工程师分析评估
给出外修方案

↓

联系厂家或第三方维修

↓

维修费大于1万

是 ↓ / 否

医学装备管理部门、使用科室、
监审科、第三方谈价

↓

医学装备管理部门
和使用科室签署意见

↓

主管院长、院长签字
审核

↓

厂家或第三方维修

↓

验收使用 ┈┈ 维修记录存档

六、医学装备报废流程图

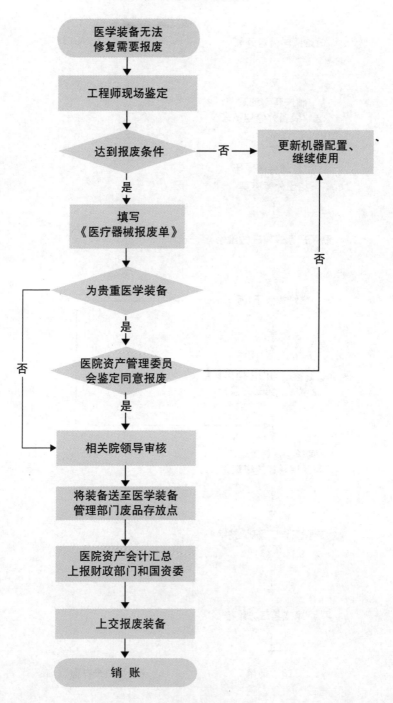

七、计量器具检测工作流程图

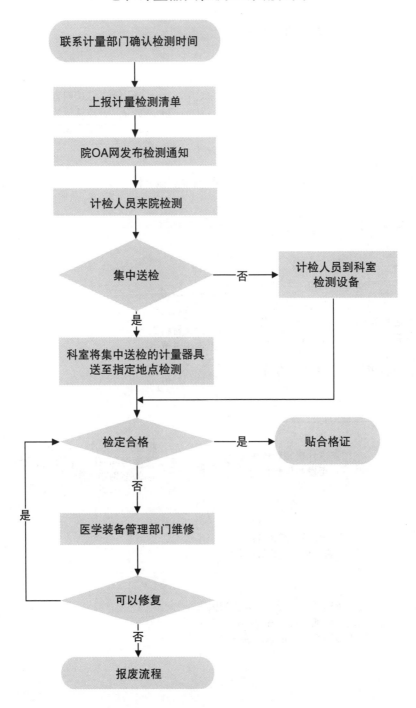

八、医学装备临床使用安全事件（含医疗器械不良事件）上报流程图

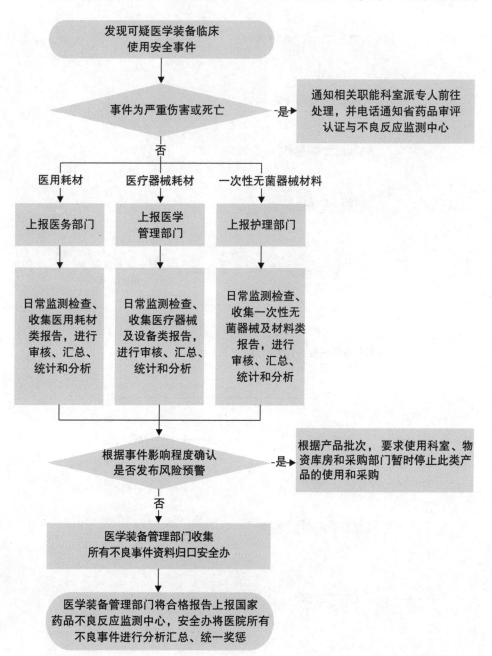

发现可疑医学装备临床使用安全事件

事件为严重伤害或死亡 —是→ 通知相关职能科室派专人前往处理，并电话通知省药品审评认证与不良反应监测中心

否

医用耗材 / 医疗器械耗材 / 一次性无菌器械材料

上报医务部门 / 上报医学管理部门 / 上报护理部门

日常监测检查、收集医用耗材类报告，进行审核、汇总、统计和分析

日常监测检查、收集医疗器械及设备类报告，进行审核、汇总、统计和分析

日常监测检查、收集一次性无菌器械及材料类报告，进行审核、汇总、统计和分析

根据事件影响程度确认是否发布风险预警 —是→ 根据产品批次，要求使用科室、物资库房和采购部门暂时停止此类产品的使用和采购

否

医学装备管理部门收集所有不良事件资料归口安全办

医学装备管理部门将合格报告上报国家药品不良反应监测中心，安全办将医院所有不良事件进行分析汇总、统一奖惩

九、医学装备故障紧急替代流程图

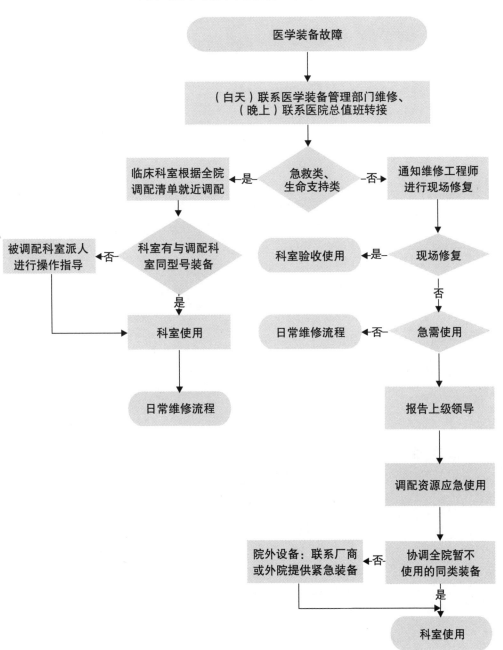